間違いなく育毛がかなう本。

抜け毛・薄毛で悩む人に伝えたい
発毛・育毛の真実

髪と肌の研究者
東田雪子

現代書林

まえがき

私は30代半ば頃に自分の顔にたくさんのシミを発見して愕然とした。

それまで美容に全く無関心な私だったが、このシミを何とかしなければという強い思いにかられて、エステティックサロンをいくつも訪ねた。

しかし、当時のエステティック技術では私の顔にできたシミを消せなかった。

その現実に直面した私は、「今のエステティック技術でシミが消せないのなら自分で消そう」と思い立ち、エステティシャンになることにした。

私はとても研究熱心なエステティシャンになった。

なにしろ自分のシミを消すのが目的でエステティシャンになったのだから。

私は自分自身の知識や技術を高めるために可能な限りの努力を惜しまなかった。

日本国内においては、化粧品業界やエステ器具メーカーが開催する講習会には、東京や大阪はもちろん、地方都市にも極力出向いて参加した。

講習会に参加した最も大きな収穫は、「今の日本の化粧品ではお客様がきれいにならない。輸入化粧品は日本人の肌に合わない」という、同業者たちからのアドバイスと、彼女たちの経験に裏打ちされた知識だったように思う。

彼女たちの体験談を聞くうちに私は、「それなら私のサロンではお客様一人一人のお肌の状態に合わせて使い切りの美容液を自分でつくろう」と、無謀にも自分の顔を実験台にして、有効成分などの配合量の多寡《たか》による違いの研究を始めた。

有効成分の量が少ないと効果を得られず、逆に量が多過ぎたり、組み合わせが悪いと肌トラブルが生じてしまう。

顔の皮がむけてしまったり、顔全体が魚のウロコ状態になってしまって外出できなくなったことも何度もあったが、研究の甲斐あって私の顔のシミはきれいになった。

毎日一人一人のお客様の肌の状態に合わせて使い切りの美容液をつくり、お客様にきれいになっていただけるエステティシャンとしての日々はとても充実した時間だった。

そんなある日、鏡の前でふと髪をかき上げた私はそこに白髪の群生を見つけて「人生終わった」と思った。

たかが数十本の白髪でなぜあれほど衝撃を受けたのか、今となってはわからないが、当時は本気でそう考えた。

「この白髪を何とかしたい」と思い、市場で販売されている育毛剤を購入したところ、顔に垂らさないようにとの注意書きがあった。髪と肌の主成分がともにケラチンという蛋白質なのに、顔につけてはいけない育毛剤に効果があるはずがない。

別の育毛剤を購入して開封すると、その強烈な臭いに驚いた。これも使えない。

それからというもの、片っ端からいろいろな育毛剤を取り寄せたが、結果はどれも同じだった。

「こんなに探しても見つからない。だったら探すより自分で作ったほうが早い」

私はまたしても無謀なことを考えた。

そしてこれまでの常識を根底から覆すヘアケア商品製造への挑戦が始まった。

肌と髪の主成分が同じなのだから、ヘアケアも私の得意分野だと思い込んでの挑戦だった。私はサロンで暇を見つけては自分のための育毛剤を調合して、髪の根元に擦り込んだ。

そして残った液をその日のお客様の髪の根元につけるようにした。結果は上々で、お客様方の髪質が急速に良くなり、私の白髪も解消した。


さまざまな経緯があって私はヘアケア製品の製造販売を手掛けるようになった。

エステティシャン時代に培った知識と経験を生かしての製品づくりだったが、今とは違って当時は製造工場を持っていなかった私は、いくつかの化粧品会社に製造委託の申し出をしては断られていた。

「これは化粧品であってヘアケア商品ではない」

「こんなものが売れるわけがない」

というのが共通した断り文句だったが、中には、

「育毛なんてやくざな仕事はあなたのような女性がする仕事ではない。育毛剤で本当に毛が生えたらスッポンポンになって銀座を逆立ちして一周してやる」とまで言った育毛会社の重役もいた。

結果として製造を受けてくださったA社の社長からは「原価計算が全くできていない。あなたは破産するかもしれないので協力できない」とまで言われた。断られ続け、その頃にはほとんど自棄《やけ》になっていた私は、「破産してもあなたに迷惑をかけるわけじゃない」と自分でもびっくりするようなタンカを切ってしまった。

すると、「そこまで言うのなら」と製造を引き受けてくださった。

こうして私が立ち上げた株式会社ルチア（ラテン語で「光」の意味）は、エステティックサロンから育毛専門メーカーに業務内容が変わった。

発案からおよそ6年、ようやく完成した商品を前に私は「これで日本から髪の悩みがなくなる」と意気揚々だった。本気でそう思っていた。

でも世間はそんなに甘いものではなかった。

出来上がった商品を私は流通に乗せることができなかったのである。

なぜなら大手卸売業者が「化粧品の原価なんてこんなものだから」と示した買い値が、なんと、私が開発した商品製造原価の半分以下だったのだ。

この時になってようやくA社社長の言葉の意味がわかった。

その後の展開は推して知るべしというところである。

リピート率が限りなく100％に近くても、シャンプーとコンディショナーは約4か月分である。つまり次に買っていただくのは約4か月後なのだから、元モニターとエステサロンのお客様、その口コミのお客様への限定販売のような状態で大量の商品が売れるはずがなく、会社は破綻への道をまっしぐらに進む状態だった。

手持ちの資金が底をつき、スタッフにいつどのように会社閉鎖の意向を伝えるべきかと悩む私のもとへ、まるで計ったようなタイミングで一通のハガキが届いた。

お父さんへの誕生日プレゼントにと商品をお買い求めになった女子高生からのハガキで、スタッフから手渡されたそのハガキには、「父はひどいアトピーで毎晩眠っている間に頭をかきむしるので、朝になると父の枕とシーツが血だらけでした。これまでいろいろなシャンプーを使いましたが、どれもダメだったのに、ルチアのシャンプーで良くなりました」と、たくさんの「ありがとう」が書かれていた。

私はこぼれる涙を止められなかった。

「ああ、私は間違っていなかった。これで心おきなく会社を閉められる」とこの一通のハガキで心底思うことができた。おかしな話だが、深い安堵を覚え、一切の迷いが吹っ切れた。そして明日スタッフに対して会社を閉める旨を伝えよう、と決意した。

ところが翌日、今度は40代の男性からの手紙が届いた。そこにはこれまでの育毛に関する苦労と私への感謝の言葉が綴《つづ》られていた。

すると、私がツッチーと呼んでいたスタッフが「これはもう続けるしかないですよね」と、まるで私の心を見透かしたように言い、「インターネットがあります。インターネットで売りましょう」と当時の私がその存在すら知らなかったネット販売を提案し、これを実現してくれた。

私は人と時代に恵まれたのだ。

そしてツッチーが退職した後も会社経営の基本である企画、立案、交渉事はすべて私の長女を含むスタッフたちが担ってくれている。

このように、これまでに出会った多くの方たちのご尽力と、娘、歴代スタッフたちのお陰で現在のルチアがある。


ところで、私のもとを訪れる相談者の皆さまの育毛経歴は、まるでドラマのシナリオにしたがっているかのように似通っていて、私がヘアケアを始めて以来ほとんど変わらない。端的にいえば、髪と頭皮についての正しい知識を持たないがために、間違った風説に惑わされて必要もないヘアケアを施してしまい、かえって脱毛を進行させてしまっているのだ。

本文で詳しく述べていくが、多くの方が有名育毛サロンなどに通い、驚くほど高額な手入れを受けて、かえって深刻な脱毛症になってしまっている。

中にはこれまで費やした金額を示しつつ「もっと早く出会いたかった」と涙を

流す人も少なくない。私はそのたびに言いようのないやりきれなさを覚える。
そして髪と頭皮に関する正しい知識を一人でも多くの方に知っていただきたいという想いが強くなる。
そんな想いから
『確実に利くハゲ治し理論』（１９９９年、たちばな出版刊）
『これだけ知っていればハゲになりません！　発毛・育毛の新常識』（２００３年、日刊工業新聞社刊）
『育毛の真理』（２００９年、ＫＡＤＯＫＡＷＡ刊）
『発毛・育毛はコロンブスの卵』（２０１０年、ＫＡＤＯＫＡＷＡ刊）
と計４冊の著書を世に出した。嬉しいことにいずれも増刷を重ねている。
私はこの４冊の執筆を以《もっ》て書くべきことはすべて書き尽くしたと考えていた。なにしろ、ヘアケアを始めて以来、全く揺るがない私の理論を出版のたびに言葉と切り口を変えて４度も書いたのだ。私の文章力ではこれが限界と考えた。
しかし、これも本文で詳しく述べているように、近年当社を訪れる相談者の頭皮の状態に大きな異変が見られるようになった。この現実を広く知らしめる必要があるのでは？　との思いが募り始めたところへ現代書林さんから出版のお話をいただいた。

それでも、育毛に携わって30年経った今も変わらぬ理論をまた新しい文章にする自信が持てないと逡巡《しゅんじゅん》する私に、娘が、「自分の文章を引用するのは当たり前。そんなに悩むならリニューアル版として出したらいい」と進言してくれた。

この言葉が背中を押してくれた。私がどうしても伝えたかった、時とともに大きく変わった脱毛の要因とその対処法について前述の『確実に利くハゲ治し理論』を基に大幅に加筆・修正しての出版である。

繰り返しになるが、本書の根源は私自身が構築した揺るぎない薄毛予防、ハゲ治し理論である。どうぞ最後までお読みいただき、発毛育毛がいかに簡単であるかをご理解いただきたい。

本書が読者の皆様のお役に立てますことを願って止みません。

２０１９年12月

株式会社ルチア　代表取締役　東田雪子

目次

まえがき …… 3

第1章　発毛剤成分の危険性について …… 19

ミノキシジル解禁!!　市場に出回る「発毛剤」 …… 20

第2章　毛髪に関する風説の検証 …… 27

風説①　ハゲは遺伝する …… 28

風説②　男性ホルモンが多いとハゲになる …… 33

風説③　女性はハゲない …… 36

風説④　シャンプー（洗髪）をすると毛が抜ける …… 41

風説⑤　白髪の人はハゲない …… 43

第3章　人体における髪の役割 …… 47

人体における髪の役割 …… 48

バリアーとしての皮膚……49
バリアーとしての皮脂膜（保護膜）と常在菌……52
髪は「脳の護り神」……54
髪が生え続ける理由……57
肌（頭皮）の保護機能とメカニズム……60
頭皮は脱毛や刺激に対抗して、その面を厚く、固くさせる……62
第4章 髪の成長に必要な条件……65
髪の成長に必要な条件……66
髪が成長できない理由……69
第5章 脱毛症の要因……73
脱毛の要因は主に5つ……74
1．頭皮の汚れ（毛母細胞の呼吸困難）……75
2．頭皮の肌荒れ……78
3．血行障害……83
(1) 急性ストレス―円形脱毛症……84
(2) 急性ストレス―産後の脱毛症……86

(3) 慢性ストレス性脱毛症 …… 88
(4) 高齢者性脱毛症 …… 90
4. 薬害による脱毛（頭皮下の老廃物） …… 92
5. 皮下組織の損傷（特殊要因＝人災） …… 99

第6章 ハゲ治しはこんなに簡単にできる …… 103

ハゲ治しは簡単 …… 104
脱毛の要因別ハゲ治し法 …… 107
・頭皮の汚れ …… 107
・頭皮の肌荒れ …… 108
・円形脱毛症 …… 110
・産後の脱毛症 …… 112
・慢性ストレス性脱毛症 …… 114
・高齢者性脱毛症 …… 116
・薬害脱毛 …… 117
・皮下組織の損傷 …… 124
もっと簡単ハゲ予防 …… 126

第7章　ヘアケアの基礎知識 …… 129
ヘアケアの基本 …… 130
正しいシャンプー（洗髪）の方法 …… 132
脂性の方も必ずコンディショナーを …… 136
シャンプー（洗髪）の回数 …… 138
毛穴の中の皮脂は洗えない！ …… 139
育毛剤の役割 …… 141
育毛剤の効果的な使用法 …… 143
育毛剤はトラブルが起きてから使えばよい …… 144

第8章　髪の毛の寿命 …… 147
髪の誕生 …… 148
髪と肌の成分は同じ …… 150
毛周期の神秘 …… 151
正常な毛周期による発毛のメカニズム …… 154

第9章　やってはいけない育毛法 …… 157
頭皮を叩いてはいけない …… 158

皮脂の取り過ぎはあらゆるトラブルの元……162
育毛剤を強制的に浸透させる器具を使って深刻なハゲになる……166
頭皮に薬草や果汁などを塗ってはいけない……169
スキッとする育毛剤やトニックは危険……171
頭皮には絶対に電気器具を使用してはいけない！……173

第10章　スコープで見た世界からわかる髪のこと……177
皮脂は髪を護る大切な成分……178
毛穴と毛母細胞は無限……184

あとがきにかえて ― 母のこと……188

※本書は1999年にたちばな出版より出版された『確実に利くハゲ治し理論』を大幅に加筆、修正した新装改訂版です。

第1章

発毛剤成分の危険性について

ミノキシジル解禁!!　市場に出回る「発毛剤」

2018年、それまでは大正製薬でしかできなかった血管拡張剤ミノキシジルの育毛剤への配合が、特許切れに伴って他社でも製造できるようになった。それに伴って、ミノキシジルが配合された育毛剤が「発毛剤」のうたい文句とともに多数売り出されるようになった。

本書で詳しく述べていくが、髪の毛には排泄の役割もあって、人が生きている限り生え続ける仕組みになっている。したがって発毛剤など無用の代物である。それなのにこの厳然たる事実を無視して、現在の日本では血管拡張剤ミノキシジルを配合した製品が「発毛剤」として売ることができるのである。

ここに、私が1999年に出版した『確実に利くハゲ治し理論』(たちばな出版刊)中に「『リアップ騒動』の背景」と題してミノキシジル配合の発毛剤の危険性を訴えた文章を加筆修正することなくそのまま掲載する。

　これが20年前のものであることをご理解の上お読みいただきたい。


【大正製薬が新製品として売り出した育毛剤「リアップ」が、いま大変話題になっている。

　平成十一年五月二十日付け日本経済新聞の記事によると、「大正製薬が施した臨床実験では、六ヶ月使うと全体の七十二・二％に脱毛が減るなどの効果があり、七・三％は毛髪が生えるなど顕著な改善がみられたという。

ただ、効果があるのは壮年性脱毛症のみ。円形脱毛症などは対象外で、女性や二十歳以下の男性も国内でのデーターはない――」とある。

　この記事に、脱毛症で悩んでいる壮年者が興味を示した。

　日本経済新聞の記事を推論すると、発毛・育毛は至難なことで、しかも多くの化粧品メーカーが出している育毛剤には効き目がなく、製薬会社の新製品だから今度こそ「本物」の育毛剤が出たという期待感をいだかせた。

膨大な宣伝費を使い、売らんかなの姿勢で新製品を次からつぎと発表する大手化粧品メーカーの育毛剤に育毛効果が期待できないのは事実であるが、発毛・育毛のメカニズムを研究する者にすれば、「女性や二十歳以下の男性はもとより、円形脱毛症も対象外で、効果があるのは壮年性脱毛症のみ」という発表には頷けない。なぜなら、**発毛・育毛のメカニズムは男も女も同じであり、また年齢によって変わるものでもない**からである。

リアップは有効成分として血管拡張剤が配合されており、説明書によれば、心臓や腎臓、血圧、むくみなどに影響をおよぼす可能性があり、頭痛、体重増加などの副作用が表われる可能性があるという。しかも六十五歳以上の男性は国内での使用経験がないので、使用前に医師または薬剤師に相談する必要があるとうたっている。

発売されておよそ五カ月後の十一月十日、ＮＨＫニュースをはじめ新聞各誌が厚生省通達として「リアップ」の副作用を一斉に報じ、消費者に注意を促した。当然だと思う。】

ここまで主に「リアップ」報道を中心に書いた。

高血圧治療薬の副作用として多毛症が報告されたことがきっかけで、育毛剤に配合されたミノキシジルは、その他にも循環器系の異常として、血圧低下、心拍数増加、心筋梗塞などを引き起こす可能性が懸念され、発疹、かゆみ、かぶれなどの皮膚異常、頭痛、めまい、胸痛、原因不明の体重増加、手足のむくみが現れる可能性があると厚生労働省が注意を促している代物であることを、各メーカーはどのように捉えているのか知りたいものである。

しかも、この危険なミノキシジルが増量された商品が出回っているのだからあきれてしまう。

現実に近頃はミノキシジル配合の育毛剤に起因すると思われる頭皮トラブルの相談者が急増している。

また、当時の育毛剤事情についても次のように書いた。

【少し前までは「脱毛症はホルモンの関係」と消費者が信じ込んでいるのを利用し、育毛剤の中に安易にホルモン剤を配合したメーカーもあった。
ある種のホルモンが人為的に体内に入り込むと、本来個体が持っているホルモンとのバランスが崩れ、さまざまな障害を引き起こす。ホルモン剤による副作用である。（中略）
また一方、消費者の間に「育毛＝漢方」の神話が浸透しているのを利用して、育毛剤の中に漢方薬を配合して売り出すメーカーも多い。
育毛剤の中に漢方生薬を配合するのも間違いではないが、メーカーのなかには、育毛剤の中に配合する漢方成分を、育毛の効果を基準にして選ぶのではなく、漢方を強調する匂いによって選んでいる傾向が多分にある。
「スキッと爽快な育毛剤」も「漢方薬入りを強調する育毛剤」も、単に効果があるような錯覚を抱かせる演出でしかないし、そんな育毛剤が効果を発揮するはずもない。（中略）
しかし毛髪の発毛・育毛は、**「全く髪に関係ない場所に毛を生やすのではなく、**

生来髪の毛があったところに髪を再生させるだけでよい」のだから、さほど難しいものではない。

メーカーが発想を「発毛・育毛など出来るわけはないので、消費者に効果があるように錯覚させる商品をつくる」から**「生来髪の毛があったところに髪を再生させるだけでよいのだから、確実に効果のある商品をつくる」**へ変換すれば、髪に悩みをもつ人たちの救世主になるような商品は簡単につくれる。

発毛・育毛は容易なのである。**】**

以上である。

ミノキシジルの危険性と当時の育毛剤についての疑問を、皆さんにおわかりいただきたいという思いが込められた内容なので、本書で紹介するには少々時代遅れの感が否めないと考えつつも、あえて紹介させていただいた。

その他にも、近年抗がん剤などの副作用で髪が黒くなったなどという事例をもとにつくられた育毛薬も誕生している。

近年私のもとへはそれらの育毛薬に起因すると思われる「薬害脱毛」の相談者も増え続けている。

その相談者の方のほとんどが脱毛予防が目的だったという。

嘆かわしいことである。

脱毛予防を目的に医薬を用いるなど、見当違いも甚だしい。詳細は後述するが脱毛予防は、良質のシャンプー剤を用いて髪と頭皮のその日の汚れをその日のうちに洗い落とし、コンディショナーを用いて頭皮のコンディションを整えるだけで十分である。

毒を以《もっ》て毒を制する薬の副作用を利用した育毛薬など使用する必要もない。

第2章

毛髪に関する風説の検証

本章ではハゲに関するさまざまな風説について一つひとつ検証していく。世の中の風説がいかに間違ったものであるかを知っていただきたい。

風説① ハゲは遺伝する

子どもたちが幼かった頃のある日、幼稚園から帰った長男が思いつめた様子で「パパはどうして毛がないの？」と私に問いかけた。

父親参観日からまもない日であったと記憶している。

そういえば、幼稚園に通う我が子の姿を見るために集まった父親たちの中で、髪の毛が薄かったのはこの子の父親だけだったと思い返しながら、この予期せぬ問いかけに私は大いに戸惑った。

心細げに私を見つめる長男の目があまりにも真剣なので、心中密かに『目をそらしてはいけない、彼を納得させなければならない』と考え、忙しく頭を回転させた。

私は長男の目を見つめかえしながらとっさに、当時テレビで放映されていた「鉄腕アトム」を引き合いに出し、

「アトムの博士も毛がないでしょ？　偉い人は毛がないの」

と短く言った。すると長男はまゆ毛を八の字にし、困ったような顔をしながら、

「ふーんそうなの」

とつぶやき、しばらく下を向いてモジモジしていたが、やがてパッと顔をあげ、

「そっかーえらいのかー、うん！　えらいんだ！」

と晴れやかに嬉しそうに言った。

数日後、家の前の空き地で遊んでいた長男が大きな声で叫んだ。

「ママー、ママー、きてごらん。ハゲ！　ハゲ！　ハゲがとおるよ！」

見ると空き地の向こうの道を、髪の薄い中年の男性が歩いてゆく。

その男性には長男の大きな声が聞こえた様子で、まるでゼンマイ仕掛けのロボットのようなぎこちない歩きかたで足早に去ろうとしていた。私は大いに困惑し、

「シッ！　シッ！　声が大きいよ」

とたしなめたが、長男は興奮しきった様子で、
「みて！　みて！　あのおじさん、パパよりハゲてるよ！」
と叫び続けた。男性が視野から消えると、長男は頬を紅潮させながら、
「あのおじさん、パパよりえらいんだねー」
と言った。

その長男が中学生になった頃、「おじいさんもハゲてたの？」と自分が生まれる前に他界した祖父の髪の状態を気にし、「僕もハゲるかなー」と、不安をもらした。彼の友人たちの間では、ハゲが遺伝するという話題が持ち上がっていたのだという。

一般にハゲは遺伝すると考えられているが、ハゲは遺伝ではない。

その証拠に人の遺伝子の中に髪の毛の消滅情報は確認されていない。存在しないからだ。このことは本書を読み進んでいただければ容易に理解していただける。

本書で詳しく述べる髪の寿命及び仕組みと構造、その役割に照らしてみれば、髪

の毛には生命維持にもかかわる大切な役割が備わっているのがわかる。

「ハゲは遺伝する」という世界共通の迷信は、少し前まで「乳房は女性の命であり、これを取ると死に至る」と信じられていたのと同レベルの、根拠のない思い込みでしかない。

乳房を取り除くと女性は死んでしまうという古くからの迷信は、明治の頃まで続いていた。世界で初めて全身麻酔剤を開発した、偉大なる日本の医師華岡青洲も「乳房は女性の命であり、これを取ると死に至る」と信じ込んでいたために、妹の乳癌の手術を施すことができなかったと一部で伝えられている。

しかし今では女性の乳房を取ると死ぬと考える人はいない。

同じように「ハゲは遺伝する」と考えられているのは単なる迷信にすぎないのである。

一説によれば人のＤＮＡ（遺伝子情報）は31億塩基対もあるという。

そのほとんどは人体の構造に関するものであり、親子関係を表すＤＮＡ、たとえば私たちが俗に「遺伝」と呼ぶものも含まれてはいるが、それらはＤＮＡのうちのごくわずかでしかない。

親子関係を表す「遺伝」は、たとえば目の大きさや形などの表面的な特徴をはじめ、根源的な性格などの一部も継承するといわれている。

髪と頭皮に限っていえば、ＤＮＡによって祖先から継承される特徴は、髪の毛の色や太さ、クセ毛などの情報と、皮脂穴（皮脂腺）の大きさ、皮脂分泌の量などである。

親子関係を表す遺伝子情報の中に、髪の毛の消滅情報は存在しない。

もっと言うと人の遺伝子情報の中には、皮膚の変型である髪の毛の消滅情報は、存在しないのである。

こんな風に自説を展開すると、

「親子でハゲる場所やハゲ方が似ている」などと反論されるが、それは間違ったヘアケア法や生活習慣が似てしまうからにすぎない。そして、どの部位が薄くなるかといった特徴は、たとえていうならニキビがどこにできやすいかくらいの違いでしかないし、眼の大きさや両目の離れ具合、一重瞼か二重瞼か、眉との間が広いか狭いかといった違いにすぎない。

また、親族のなかでなぜかひとりだけが脱毛症であったり、逆に多くの親族が脱毛症なのに、正しいヘアケア法によって、ひとりだけ髪が豊富な事例などは枚挙にいとまがないほどある。

親子で似たようなかたちで薄くなったとしても、ハゲは決して「遺伝」ではないし、人が生きている限り、毛母細胞がなくなる心配はない。したがってハゲは必ず治ると言いきれる。

風説② 男性ホルモンが多いとハゲになる

「男性ホルモンが多いとハゲになる」——ほとんどの方がまるで真実であるかのように信じているが、この説は、ハゲは男性特有の現象で女はハゲないという誤解をもとに、「睾丸から分泌された男性ホルモンが血液中に入って毛球部にたどりつき、ある種の働きをし、毛をだめにする」という曖昧な論法からきている。

冷静に考えればわかることだが、もしこの説が正しければ、男性ホルモンが最も多く分泌される思春期から壮年期にかけて、すべての男性の頭はツルツルになるはずだ。

しかし、あらためて見回すまでもなく、若い男性の髪は豊富である。

この事実からも、男性ホルモンが脱毛症の原因でないと納得していただけると思う。

もっとも、男性ホルモンは脱毛症の直接原因ではないが、男性ホルモンが多いと、皮脂分泌の量が必要以上に多くなる上に、体温も高くなるので、皮脂の酸化が早くなる。

この酸化した皮脂には汚れが付きやすく、汚れた頭皮は脱毛症の要因となる。

つまり、

「男性ホルモンが多い」→「皮脂の過剰分泌」→「皮脂の酸化が早い」→「汚れ

が付きやすい」→「皮膚呼吸ができにくい」→「毛母細胞の呼吸困難」

と、抜け毛の条件が揃いやすくなる。

したがって男性ホルモンが多い方（脂性《あぶらしょう》の方）は、毎日必ずシャンプーをしたほうがよいのだが、現実には「シャンプーをすると毛が抜ける」といった間違った認識から、頭皮の汚れを放置したままでいる場合が多く、その結果、男性ホルモンの多い方のほうが、そうでない方にくらべ脱毛症になる率が高くなる（逆に必要以上に洗い過ぎてかえって脂性が昂進《こうしん》されてしまい脱毛症になる場合もある）。シャンプーを怠ると、当然脱毛症になる危険が増してくるし、シャンプー剤の選択を誤ると、いっそう脱毛症を促進させてしまうことにもなる。

だが、男性ホルモンが多いために皮脂分泌が多いのは、決して悪いことではない。皮脂分泌が多い男性は、皮脂が天然の保護膜を形成して肌を護っているので、女性にくらべて顔などに小皺《じわ》ができにくいし、年齢を重ねても、女性の肌より若く見えるというメリットもある。

男性ホルモンが多くても、それだけで脱毛症になったりはしない。

男性ホルモンと脱毛症を結び付けて考えるのは間違いである。また、たとえ男性ホルモンが多くて髪の毛が細くなったとしても、髪はなくならない（57ページ「髪が生え続ける理由」参照）。

つまり、ハゲにはならないのである。

風説③ 女性はハゲない

多くの人が、ハゲは男性特有の現象で、女性はハゲないと思っているが、脱毛症は性別に関係なく起こる。

最近女性の脱毛症が多くなったと話題になっているが、女性の脱毛は近年になってからのものではない。「黒髪は女の命」といわれた昔から抜け毛に悩む人は多く、髪に対する女性の苦悩は相当なものだった。

たとえば、平安時代、和漢の学に通じた才女である清少納言も、『枕草子』の中で自分の髪に対する悩みを記している。自分の容姿を「もう花の盛りも過ぎ、髪は抜けおちて少なくなったので、カモジ（部分カツラ）をつけている」と告白している。このときの清少納言はまだ20代の若さであった。

清少納言に限らず、この時代の女性たちは腰まで垂れた黒髪をごく稀にしか洗髪しなかったので、頭皮は汚れで覆われ、髪の毛の成長に必要な皮膚呼吸ができにくくなり、大部分の女性たちは20代で脱毛症を起こしていたのである。

さらに清少納言は気に入ったカモジを見つけられず、「自分の髪の色と、カモジの色が違う」のを気にし、「なるべく明るいところに出ないようにしている」と嘆いている。

紫式部の『源氏物語』の中にも、髪の毛が薄くなってカモジをつけている女性の話が出てくる。平安時代は豊富な黒髪が女性の美しさの象徴だった時代でもあり、髪の毛の多さが女性の若さと美しさをはかるバロメーターにもなっていた。

その髪の毛が20代で抜け始めるのだから、女性たちの髪に対する悩みは切実だったのであろう。

明治になると男性は髷《まげ》を落として髪を短くしたが、おおかたの女性たちは相変わらず日本髪を結《ゆ》っていたので、脱毛の悩みからは解放されなかった。

自毛で結う日本髪は髪形を整えるために、毛束《けたば》という本人の毛ではないものを髪の毛の中に入れ、さらに鬢《びん》付け油を用いて固めたりするので、頭皮はムレて呼吸がしにくくなり、洗髪回数の少なさと相まって、頭頂部は知らぬ間に丸い形に脱毛してゆき、やがて修復のきかないハゲになっていった。

しかし女性たちは毛束を多めに入れたりして工夫したので、はた目には髪があるように見え、女性のハゲは男性のハゲにくらべて目立ちにくかったのである。日本髪を結っていた頃までの日本女性の脱毛症は、おもに汚れの積もった頭皮の呼吸困難から生じた。

戦後、日本髪を結う女性が少なくなり、家庭風呂が普及したので風呂場での洗髪が習慣になったが、それでも女性たちの薄毛は解消されなかった。

時代の変遷《へんせん》とともにオシャレの内容も変わり、女性たちは若い頃からパーマやヘアダイなどで髪と頭皮をいためつけ、ヘアースプレーやヘアームースなどを使って、ヘアースタイルを整えることばかりに神経を遣っている。しかも頭皮の汚れを落とすために最も大切なシャンプー剤の選択を誤っている場合も多い。

これでは脱毛症を促進させるばかりで、豊かな髪は期待できない。

清少納言や紫式部の時代も、女性たちは脱毛症に悩んでいたが、現代女性もまた、ハゲと無縁ではないのである。


また「髪の毛は女性ホルモン（抜け毛は男性ホルモン）」という説が広まると、髪の薄い女性は性格も男性的であるといったまことしやかなデマが飛ぶようになり、髪の毛が女性ホルモンと関係あるように言われるが、髪の毛と女性ホルモンとはなんの関係もない。

人の体に生えている毛の中で、性ホルモンに影響される毛は、脇毛、恥毛、男性のヒゲ、脛毛《すねげ》などで、これらの毛は思春期に至り、性ホルモンの分泌に伴って生えたり、濃くなったりする。

しかし生まれた時すでに備わっている髪の毛や、まゆ毛、まつ毛などの毛は、性ホルモンに影響されるものではない。

「髪の毛・女性ホルモン説」は、女性より男性に脱毛症が多いという錯覚から短絡的にひねり出された仮説にすぎない。

ハゲはもっぱら男性に起こる現象であるという錯覚も、「髪の毛・女性ホルモン説」によってもたらされた誤解である。

薄毛に悩む女性に対し「男性ホルモンが多い」とか「女性ホルモンが少ない」というのは根拠のない偏見であり、一種のセクハラでさえある。

風説④　シャンプー（洗髪）をすると毛が抜ける

多くの方がシャンプーをすると毛が抜けると今も信じている。特に年配の方や髪の薄い方に限って、なかなか洗髪しようとしない。とんでもない間違いである。

たしかにシャンプー時には抜け毛が確認されるが、それは次のような理由による。

およそ10万本ある髪の毛は、5年から10年の周期で生え替わるが、頭髪は常に10万本を維持している。寿命のきた毛が抜け落ちても、その数だけ新しい毛が生えてくる仕組みになっているからである。

髪の毛の寿命には個人差があって、仮に毛周期を5年とすると、単純計算でも1日に54・7本の毛が抜け落ち、同数の新毛が生えてくる。寿命がきた髪が抜け落ちると、その同じ数だけ新しい毛が生えてくるのは、人体の神秘現象のひとつである。

寿命がきて自然に抜け落ちるこれらの抜け毛は、抜けると同時に頭から離れるのではなく、たくさんの髪の毛の間にひっかかっている。

つまり、髪の毛の間には常に寿命がきて抜けた毛が落ちずにとどまっているのである。

したがって抜け毛に悩む方が、「頭皮を指の腹で洗うなんてとんでもない」と、この上なく慎重にやさしく髪を洗っても、シャンプーの泡に混じり、すでに抜けていたそれらの毛や、たまたま抜ける寸前にあった毛が、まとめて洗い流される。

当然のことだが、何日ぶりかでシャンプーすると、髪の毛の間にとどまっていた抜け毛の量は、毎日シャンプーするときよりも多くなる。

たまにしか洗髪しない方がシャンプーを終えると、排水口に黒々と抜け毛が山をなしたりするのもそのためである。

そして、排水口にたまった抜け毛の多さに「あ、こんなに抜けた。やはりあまり洗わないほうがいいんだ」と、小さな後悔をしたりする。

この体験が、「シャンプーをすると毛が抜ける」という迷信を広めてしまった。「シャンプーをすると毛が抜ける」のではない。「シャンプーをしないと毛が抜ける」のであり、「シャンプーをすると抜けていた毛がとれる」のである。

風説⑤ 白髪の人はハゲない

髪の毛をつかさどる細胞の中には、髪の色を左右する色素細胞（メラニン細胞）があり、この色素細胞の情報は親から受け継がれるものである。

つまり、生まれついての黒髪、金髪、茶髪、灰色など、髪の色は色素細胞の遺伝情報によって決められる。

この遺伝情報は、抜け毛などの脱毛症とは連動しない、独立した情報である。

黒髪が白く変わるのは、毛の色をつくる色素細胞の働きが悪くなったために起こる現象であり、多くの場合脱毛とは連動していないが、老化に伴い併行して起こってくる。

白髪の人はハゲないと思っている人たちもいるが、白髪であっても頭皮が不潔であったり、血管に問題があれば黒髪と同じように髪は細くなり、やがて抜け落ちる。

白髪は黒髪にくらべて体積が大きく軽いためにかさばって見え、同じ本数でも黒髪の数倍も多く見える。そのために、同じように脱毛が進んでも白髪のほうが髪の量が多いような印象を与える。また年齢が高くなると、脱毛が起こらない方も白髪になるので、白髪はハゲないという錯覚した説が広まったのであるが、白髪になったからといって、ハゲと無縁ではない。

また、白髪を抜くと白髪が増えるという俗説があるが、白髪は本来ならうぶ毛の状態で生え出た髪に色素を上げるはずの色素細胞の働きが悪くなって起こる現象で、単的にいうと老化現象でもある。

そこで、生え出た白髪を抜いてもその毛根部分が若返ることもなければ、色素細胞が増殖するわけでもない。

したがって抜いた白髪の周辺に新たに生える髪も当然白髪となるだけである。

白髪を抜いたから白髪が増えることはないので、少量の白髪は気に病むより抜いた方が手っ取り早いと思う。

ハゲに関する風説は今挙げたもの以外にもさまざまあるが、本章では代表的なものについて検証した。

次章では、私の発毛・育毛理論の出発点となった、人体における髪の役割について解説していく。

第3章

人体における髪の役割

人体における髪の役割

美容家の間では、髪の毛を「お顔の額縁」と呼んだりする。カット技術ひとつでボーイッシュな感じやエレガントなイメージを自由に演出できる髪の毛は、女性にとって美しさや個性を表すための大切な小道具でもある。男性にとっても同様で、ヘアースタイルひとつで手軽に若さや精悍さ、優しさをアピールすることができる。

それゆえにおしゃれな現代人にとって、脱毛症（ハゲ）は深刻な悩みとなる。だが、髪の毛本来の役割は装飾ではなく、脳を護ることである。

そして、その役割ゆえに髪の毛は人が生きている限り生え続ける仕組みになっている。本章では私の発毛・育毛理論の出発点であり根幹でもある、その仕組みをわかりやすく解説していく。

バリアーとしての皮膚

私たちの体は、頭の先からつま先まで一枚の大きな皮膚でスッポリと覆われている。皮膚は、表皮、真皮《しんぴ》とに分かれている。

オブラートよりも薄い表皮の厚さには個人差があるが、平均すると0・2ミリで、28層もの細胞で構成され、酸素以外の異質物が体内に入るのを防ぐためのバリアー(障壁)をつくっている。

私たちがお風呂に入っても体内に水が入り込まないのは、このバリアーのおかげである。また、たとえば絵の具に触っても絵の具の色に染まらないでいられるのも、このバリアーの働きである。

そしてこのバリアーとしての皮膚を乾燥から護っているのが皮脂膜(保護膜)であり、皮脂膜は皮脂によってつくられる。

人体の保護システム

私たちの身体を包む一枚の皮膚は、酸素以外の異物質が体内に入るのを防ぐ強力なバリアーである。

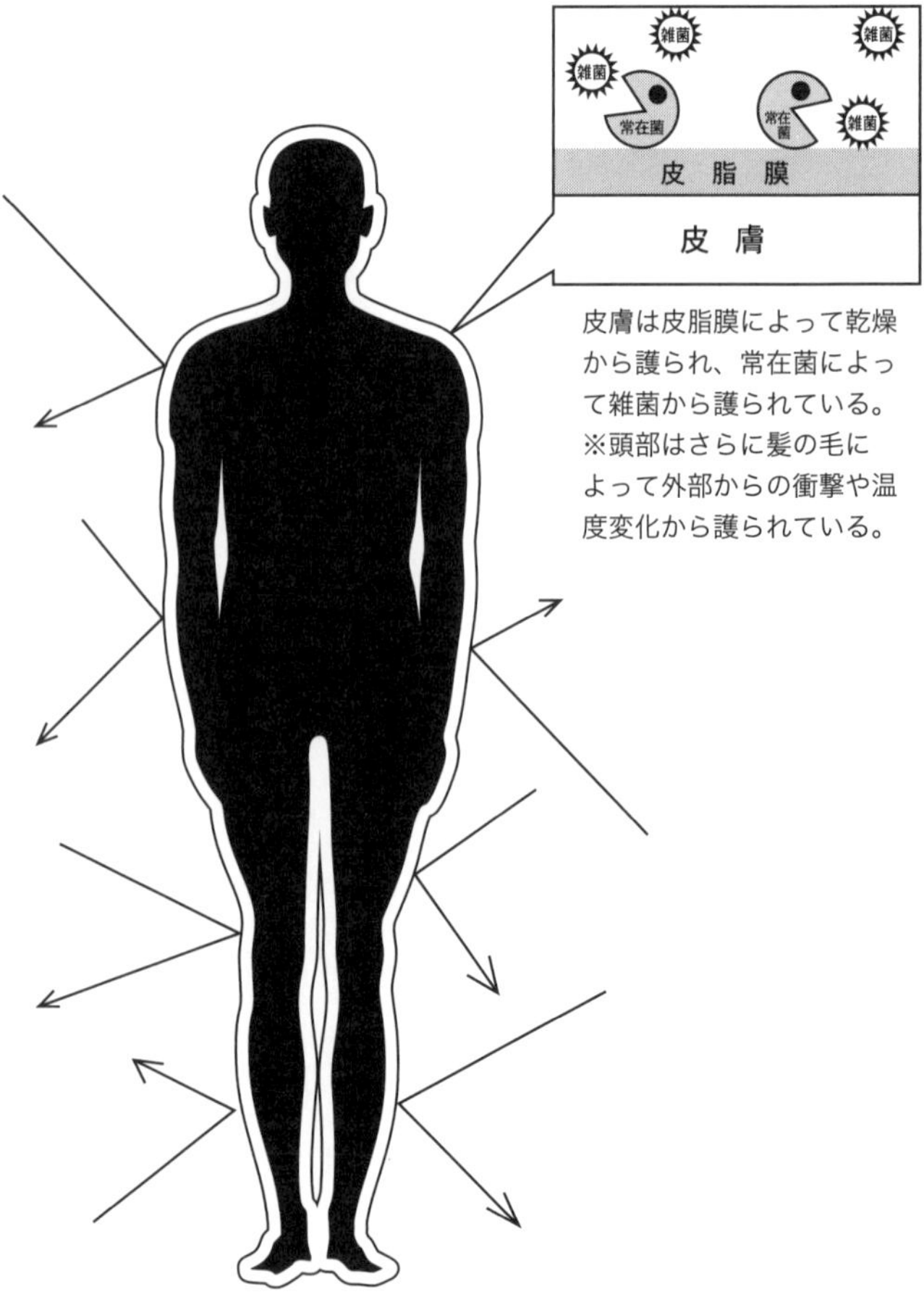

皮膚は皮脂膜によって乾燥から護られ、常在菌によって雑菌から護られている。
※頭部はさらに髪の毛によって外部からの衝撃や温度変化から護られている。

表皮の構造図

平均28層で構成されている表皮は、基底層によって毎日1層の細胞が造られ、形を変えながら表皮に向かって押し上げられる。この1層の細胞が平均15層目で角質となり、その約2週間後に垢となって剝がれ落ちる。

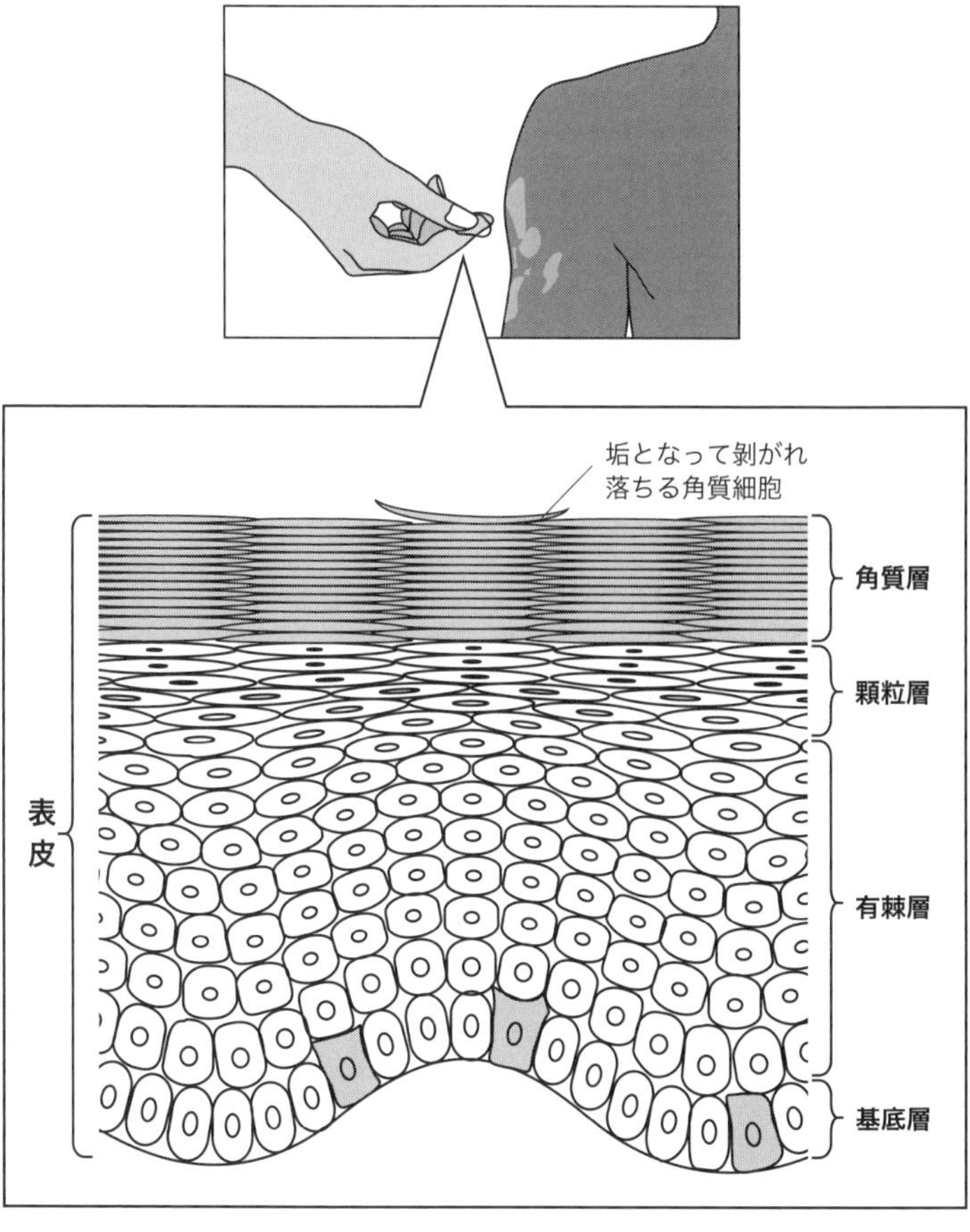

バリアーとしての皮脂膜（保護膜）と常在菌

皮脂膜は保護膜とも呼ばれる。皮脂腺から分泌された皮脂が、汗腺から分泌される水分と混じり合って形成され、私たちの体から必要な水分が失われないようにしている。

そして、私たちの目には見えないが、皮膚には常在菌と呼ばれるたくさんの菌が生息していて、皮膚についた菌を食べ、私たちの体を護っている。この神秘的な営みは、私たちの体を覆っている皮膚全体で営まれており、もちろん頭皮の上も同じである。

ところがこの常在菌は、乾燥に弱い。空気が乾燥すると肌がかゆくなるのは常在菌の活動が鈍るからである。

皮膚を乾燥から護る皮脂膜は頭皮を含む肌にとって必要不可欠な大切な成分である。

さらに皮脂膜はまた、キューティクル（歯の表面を覆っているエナメル質に似た成分）によって固められている髪の毛の一本一本に対する、バリアーの役目も果たしている。
　育毛剤のテレビコマーシャルなどで育毛の大敵とされている皮脂は、実は、私たちの体にとって、なくてはならない大切な成分なのである。

皮脂膜（保護膜）

皮脂膜は、髪と頭皮を乾燥から護っている。

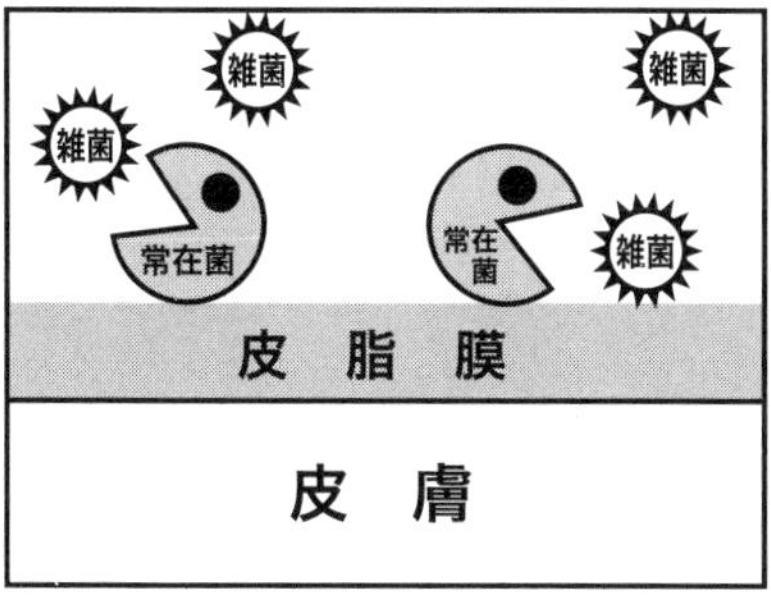

髪は「脳の護り神」

生命を維持してゆく上で、私たちの体に大切でないものはひとつもなく、その中でも、どんな小さな傷ひとつも許されないのが、脳である。

脳は熱や衝撃などに非常に弱く、巧緻《こうち》なガラス細工のように繊細な存在である。そのために脳は、完全に骨で覆われている。

人の髪の毛は、およそ10万本あるといわれている。

直立歩行をする人間の頭頂部は人体の中で、最も外気温の影響を受けやすい場所である。そのため一本一本が細い髪の毛は、頭蓋骨の上にあって互いの間に空気をとどめ、夏には直射日光をさえぎり、寒い冬には頭皮の温度が下がらないよう保温の役割も担っている。

つまり直射日光や寒さなどから、脳が受けるダメージをより少なくしているのである。

そしておよそ10万本もの膨大な数量の髪の毛は、脳を覆っている頭蓋骨の上にあり、不意の衝撃などをやわらげるクッションの役割も果たしている。

そのために髪の毛の一本一本が、キューティクルによって固められて丈夫にできており、仮にこれを束ねると、ワイヤーロープに匹敵するほど強靭なものになる。

髪の毛は、脳にとって必要不可欠な温度調節装置であり、また防護壁でもある。

髪の毛の最大の役割のひとつが、脳を護ることである。このように厳重なシステムによって脳を護る役目を担っている髪の毛は、本来、人体にとってなくてはならないものなのだ。

脳を護る頭蓋骨を皮膚と髪の毛が護り、その皮膚と髪の毛を、皮脂膜と常在菌が護っている。

だから髪の毛は「脳の護り神」といえるのである。

髪は脳の護り神

およそ10万本もある人の髪の毛は、互いの間に空気をとどめ、夏は直射日光をさえぎり、寒い冬には頭皮の温度が下がらないよう保温の役割を担っている。

また、頭蓋骨の上で重なりあって、外からの衝撃をやわらげ、脳を護っている。

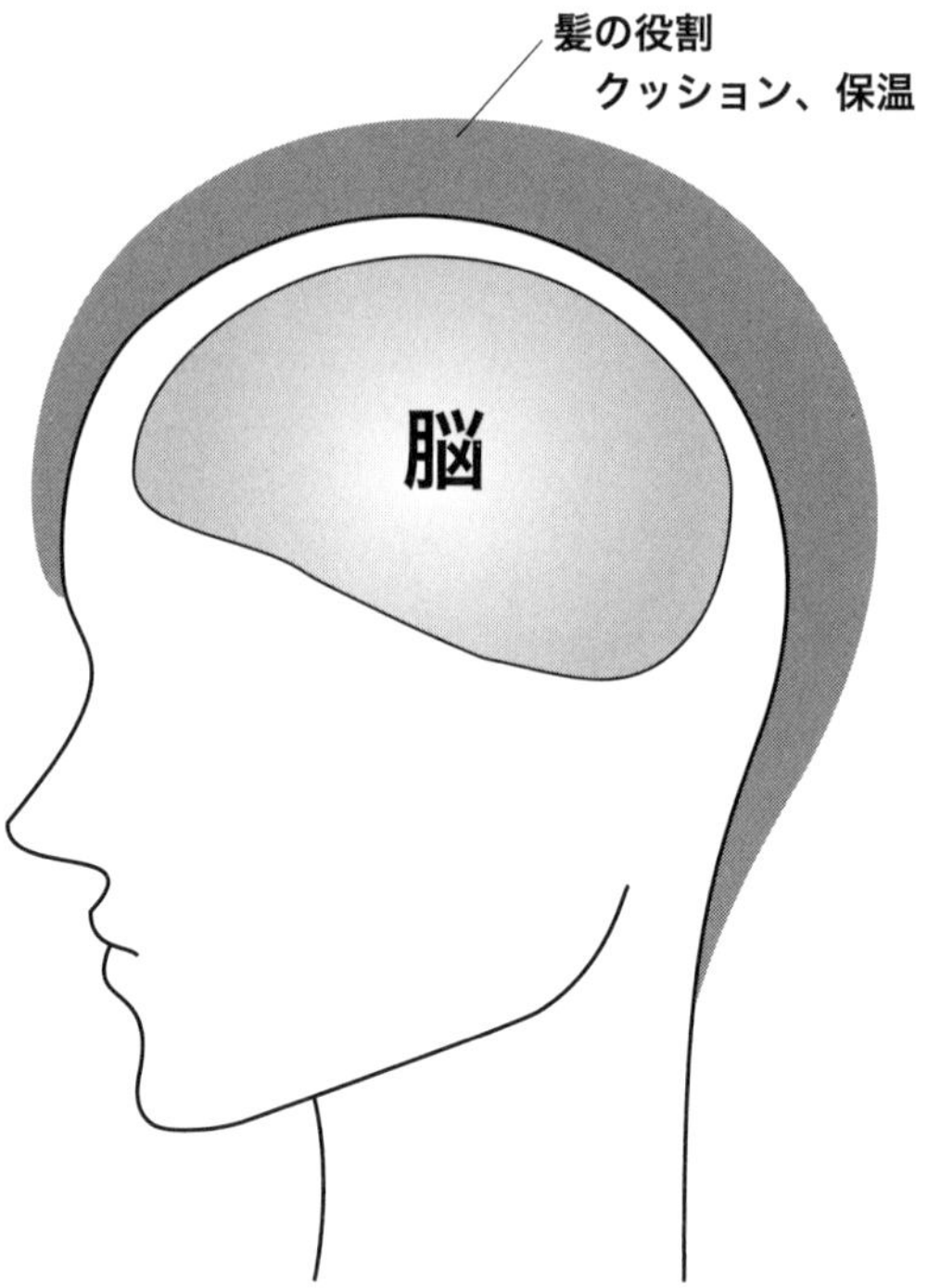

髪が生え続ける理由

人体のバリアーシステムのひとつとして、頭蓋骨の上にあって保温やクッションの役割を担っている髪の毛は、実はもっと大きな役割を担っていて、その役割ゆえに人が生きている限り生え続ける仕組みになっている。

私たちは摂取と排泄によって命を営んでいて、摂取した飲食物から消化器官の働きで必要な栄養分と水分を吸収し、排泄器官の働きで老廃物を排泄する。

一般にはあまり知られていないが、髪の毛はその排泄器官のひとつでもある。つまり胃や腸で分解された飲食物は体に必要な水分、栄養分、ミネラルなどが吸収された後、便や尿などの老廃物となって体の外へ出される。

それでも排泄しきれなかった有害成分などの老廃物が髪の毛に含まれて体の外に出されるようになっている。

覚醒剤などの薬物の使用歴が髪の毛によってわかるのはそのためなのである。

髪の毛は、人体を有害成分から護るための大切な排泄器官でもあるのだ。そのため頭皮下には膀胱《ぼうこう》に尿が溜まるのと同じ理屈で老廃物が集まる仕組みになっている。その老廃物が毛母細胞の働きで髪の毛に含まれて体の外に運び出される。

この命の営みは人が生きている限り続く。どんなにハゲてしまったように見える頭皮にもうぶ毛などが確認できるのはこのためである。

このように、人が生きて呼吸をしている限り、髪の毛は生え続ける。

そして人体のバリアーシステムのひとつとなり、私たちの大切な脳を急激な温度差や衝撃から守ってくれるのである。

多くの人が悩む脱毛症は、日々絶え間なく生え続ける髪が何らかの理由で成長することなく抜け落ちてしまう現象にすぎず、抗がん剤の投与がなくなれば髪が回復するように、脱毛の要因がなくなれば簡単に治る一時的な現象なのである。

ゆえに、ハゲ治しは、せっかく生え出た新毛を成長毛に育てるだけでよいのだから、発毛剤の研究や毛髪再生医療などは見当違いであると私は考えている。

実際、ハゲ治しは簡単なのだ。

髪の役割

排泄

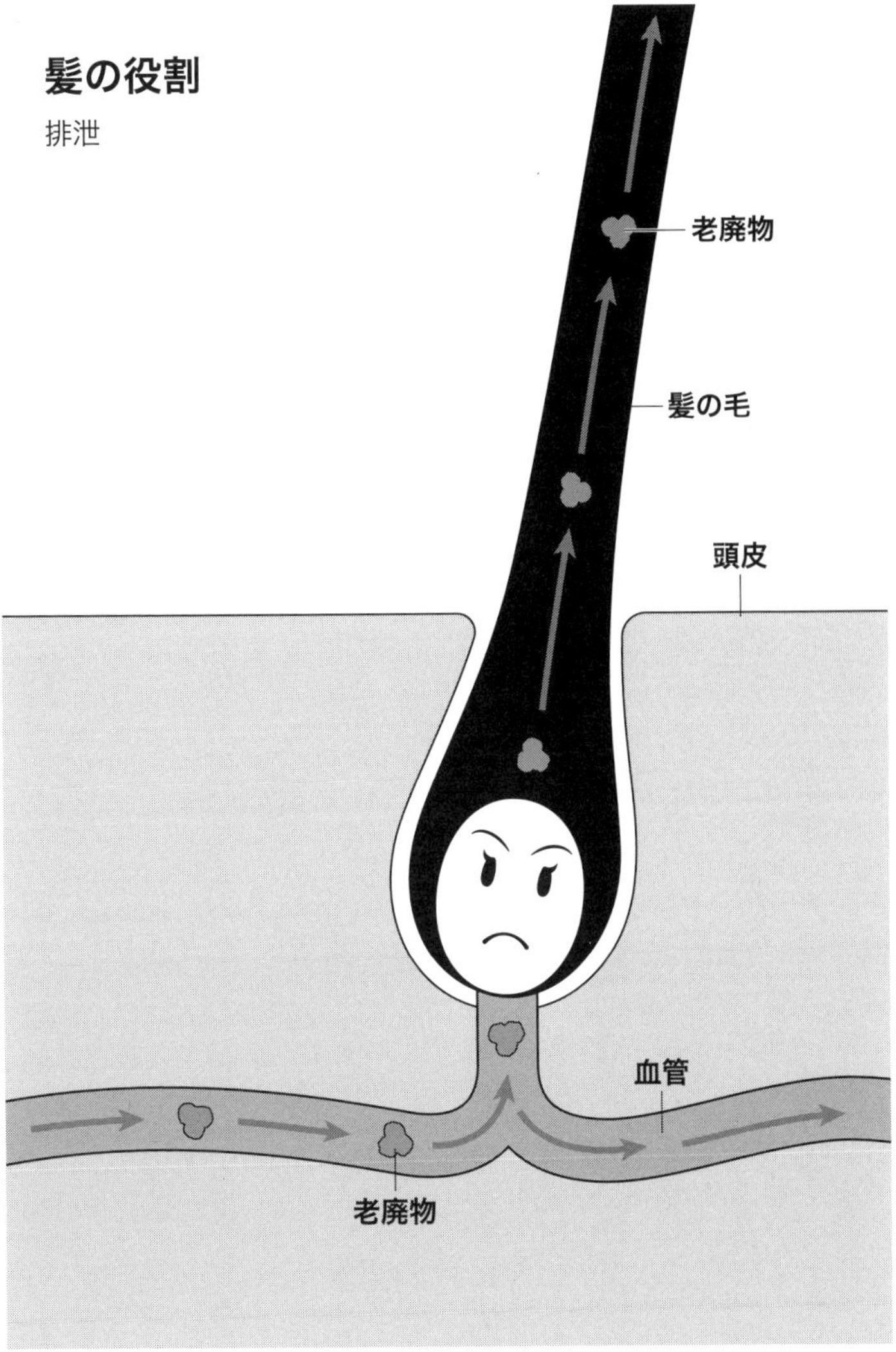

肌（頭皮）の保護機能とメカニズム

私たちの体をスッポリと覆っている皮膚は、酸素以外の異質物が体内に入り込まないようバリアーの役割をしていると先に書いた。

このバリアー機能は、皮膚のおかれた環境によって強くなったり弱くなったりする。

日ごろ太陽に親しむ機会の少ない者が海水浴に出かけ、海辺などで強い日射しを受けると表皮細胞が死滅してしまう。

死滅した表皮細胞はすぐに剝《は》がれ落ちるのではなく、保護機能の働きによって、新しい表皮層が出来上がるのを待ってから剝がれる。

また一方で、日射しに対抗して色素細胞がメラニン色素を生産し、太陽の熱が体の奥まで届かないよう、表皮層の下で色素によるバリアーを形成する。日焼けすると肌が黒くなるのはそのためである。

ただし、メラニンの質は人種によって異なるため、日本人がどんなに肌を陽に焼いても、黒人のような肌色にはならない。

強い日射しを受け続けると、肌はメラニン色素の助けを受けながら、表皮のバリアー層をだんだん厚く固くさせる。

つまり、寿命がきて剥がれ落ちるはずの角質が落ちないようになる。

漁師や屋外で長く過ごす方の肌が厚くて固いのは、この、肌の保護機能が働くからである。

裸足で土俵上を動き回る力士の足の裏は厚く固く、たとえ釘を踏み付けても痛みを感じないという。これも裸足で土俵の上などを動き回るうちに足の裏の表皮の保護機能が作動し、皮膚を厚く固くさせてゆくからである。裸足で動き回るすべての力士の足の裏は、いつか履物の役割まで果たすようになってしまう。

このように、皮膚は必要に応じて厚く固くなる。もちろん頭皮も例外ではない。

頭皮は脱毛や刺激に対抗して、その面を厚く、固くさせる

私たちの頭部から、髪の毛がなくなってしまうと、外部からの衝撃や温度が、緩和されることなくそのまま脳に伝わってしまう。

すると、髪の毛に代わって脳を護るメカニズムが働きはじめ、皮脂分泌を多くしてバリアー機能を高めながら、頭皮を厚く、固くさせる。

このメカニズムは、力士の足の裏の皮膚が厚く、固くなるのと同じ原理である。

頭皮が厚く、固くなると、脳に伝わる衝撃や温度は幾分緩和されるが、その一方で、新毛が頭皮面に出られなくなる。

新毛が頭皮面に出られなくなると、必然的に毛髪は少なくなる。

すると髪の毛の役目も果たさなければならない頭皮は、ますます厚く固くなるという悪循環に陥って、脱毛症の歯止めがきかなくなる。

また頭皮に直接ドライヤーの熱を当てたり、爽快感を伴うヘアケア商品の使用

によっても頭皮は厚くなる。爽快感は、頭皮上の水分と熱が瞬時に奪われるために起こる感覚であるからだ。

ドライヤーは頭皮ではなく、髪を乾かしたりヘアースタイルを整えるために使用するものなので、頭皮ではなく髪に当てるようにするとよい。

髪の毛には脳に伝わる温度を一定に保つ役割もあり、ドライヤーの熱や、爽快感を伴うヘアケア商品の使用によって起こる頭皮上の急激な温度差に対しても保護機能が働く。頭皮が厚くなるのは自然な現象である。

頭皮が厚くなると、厚い頭皮に阻まれて、新毛は出にくくなるし、辛うじて誕生しても育ちにくく、寿命を全うできなくなってしまう。

つまり、

「刺激性の育毛剤」→「頭皮の温度変化」→「保護機能作動（頭皮の肥厚《ひこう》）」→「発毛・育毛困難」→「頭皮の肥厚」→「脱毛症」→「頭皮の肥厚」→「脱毛症の悪化」

という悪循環になる。

第4章

髪の成長に必要な条件

髪の成長に必要な条件

一般に髪の毛には特別な手入れが必要と思われがちだが、実は特別な手入れなどしなくても髪は自然に育つ仕組みになっている。

髪の成長に必要な条件は、

1. 丈夫な血管からの酸素と栄養供給

2. 清潔で健康な頭皮の皮膚呼吸による酸素補給

のみである。

つまり髪の成長に必要な条件は、人の成長に必要な条件と同じ、酸素と栄養素である。

具体的にいうと、丈夫な血管からの酸素と栄養供給と、清潔で健康な頭皮の皮膚呼吸による酸素補給があれば、髪は自然に育つことになっている。

健康な血管からの酸素と栄養供給は自律神経によって管理されるので、私たちは頭皮の清浄と健康を意識的に管理するだけでよい。

つまり、毎日肌にも良い成分でつくられた良質のシャンプー剤とコンディショナーを使用して、頭皮を清潔ですこやかに保てばよいのである。

髪の成長に必要な条件

①丈夫な血管からの酸素と栄養供給
②清潔で健康な頭皮の皮膚呼吸による酸素補給

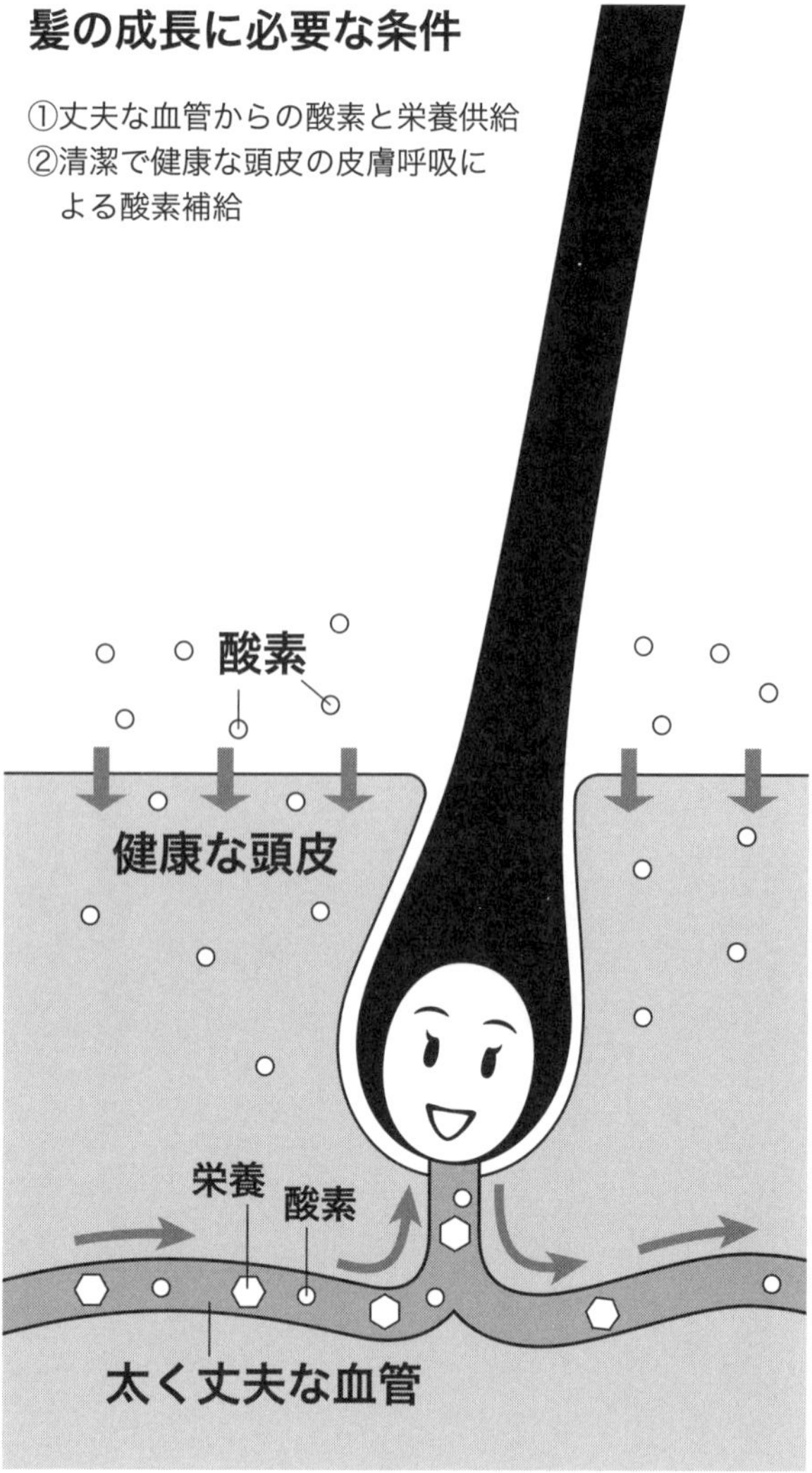

髪が成長できない理由

髪が成長できない理由を簡単にいうと、髪の成長に必要な酸素と栄養素のどちらか、あるいは両方が不足することである。

そしてもうひとつ、「髪が生え続ける理由（57ページ）」で詳しく述べたように髪の毛には体内で消化しきれなかった老廃物を体外へ運び出す役割があり、私の経験ではこの老廃物の量が髪の排泄機能を上回ってしまうと、成長できないまま抜け落ちてしまう。

これは毛母細胞の過重労働が原因で、人にたとえていうと、過労死のようなものである。

脱毛症の引き金となってしまうような髪の排泄機能を上回る老廃物は、飲み薬、塗り薬をはじめとする薬物や、サプリメントなどの継続摂取によっても確実にもたらされる現象である。

厄介なことに、サプリメントや健康食品などによる老廃物の頭皮下での蓄積はゆるやかなので、ほとんどの人がそれが原因で髪が抜けていることに気付かない。そのため見当違いな育毛法にすがってしまい、かえって脱毛を進行させてしまうようだ。

病気治癒のために用いる医師から処方される薬物を別にして、栄養補給などを目的としたサプリメント、健康食品等の摂取は極力控えるべきである。抜け毛は、特定成分の過剰摂取を知らせる体からのＳＯＳでもある。

私たちは現代日本の食生活で栄養過多の心配はあっても栄養不足になる可能性はほとんどないことをきちんと自覚すべきである。

わざわざ手間、ヒマ、お金をかけて脱毛の条件を満たす必要はない。

1. 毛母細胞の酸素不足

髪が本来の寿命を全うできないで抜けてしまう理由は、

2. 毛母細胞の栄養不足

3. 毛母細胞の過重労働

の3点である。

次章では脱毛症の要因として、この3点の理由がそれぞれどのような経過をたどって脱毛をもたらせてしまうのかを紐解いてゆく。

抜け毛の主因

①毛母細胞の酸素不足
②毛母細胞の栄養不足
③毛母細胞の過重労働

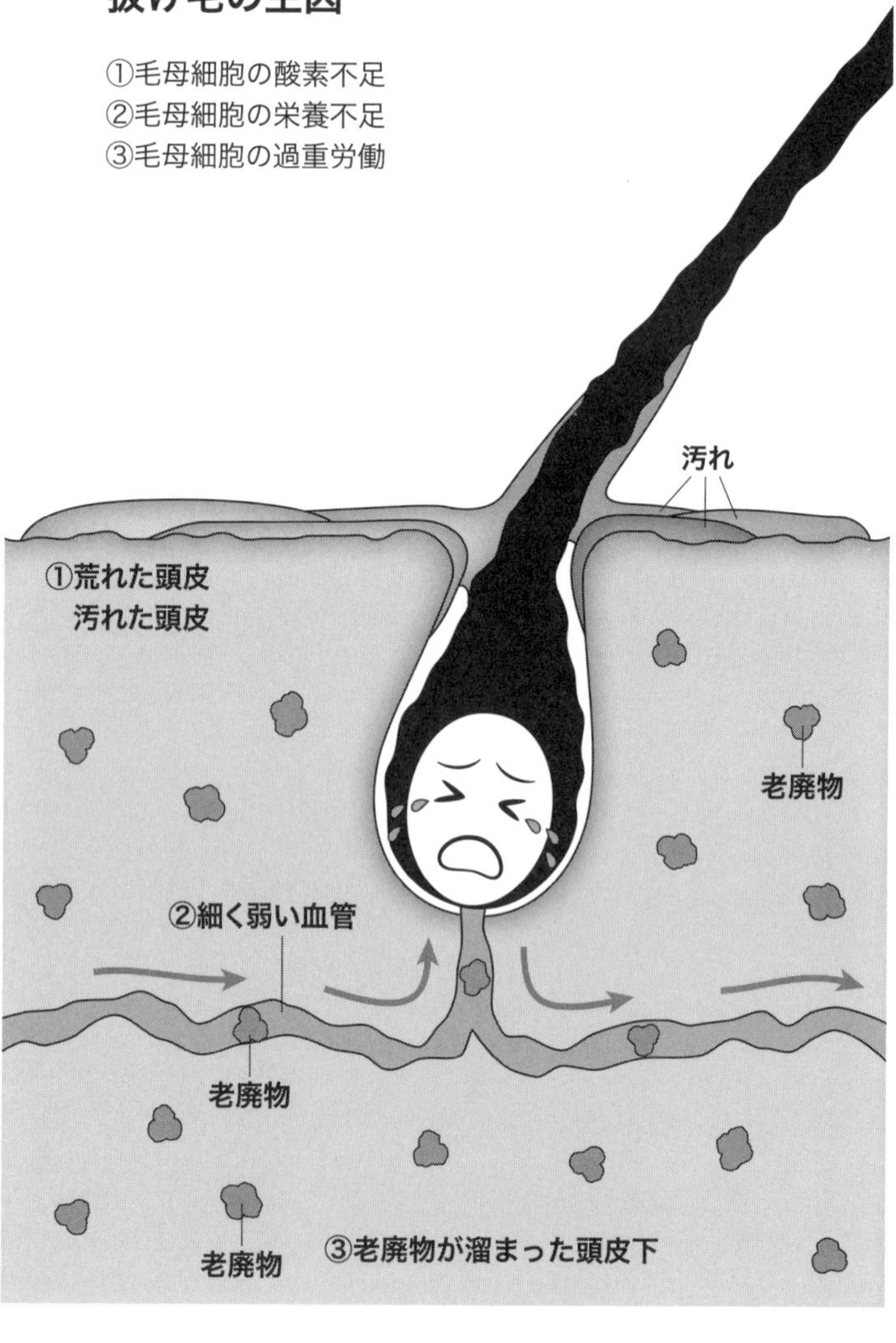

第5章

脱毛症の要因

脱毛の要因は主に5つ

脱毛の要因を大きく分類すると、

1. 頭皮の汚れ
2. 頭皮の肌荒れ
3. 血行障害
4. 薬害による脱毛（頭皮下の老廃物）
5. 皮下組織の損傷（特殊要因＝人災）

に大別される。（ただし、禿頭病《とくとうびょう》などの特殊なケースは除く）
以下それぞれの原因と特徴を述べる。

1. 頭皮の汚れ（毛母細胞の呼吸困難）

【原因】

●シャンプー回数の不足
●シャンプー時の洗い残し
●洗浄力の強いシャンプー剤を使用しての過度の洗髪によって引き起こされた皮脂の過剰分泌
●乾燥肌用などの洗浄力の弱いシャンプー剤の使用など

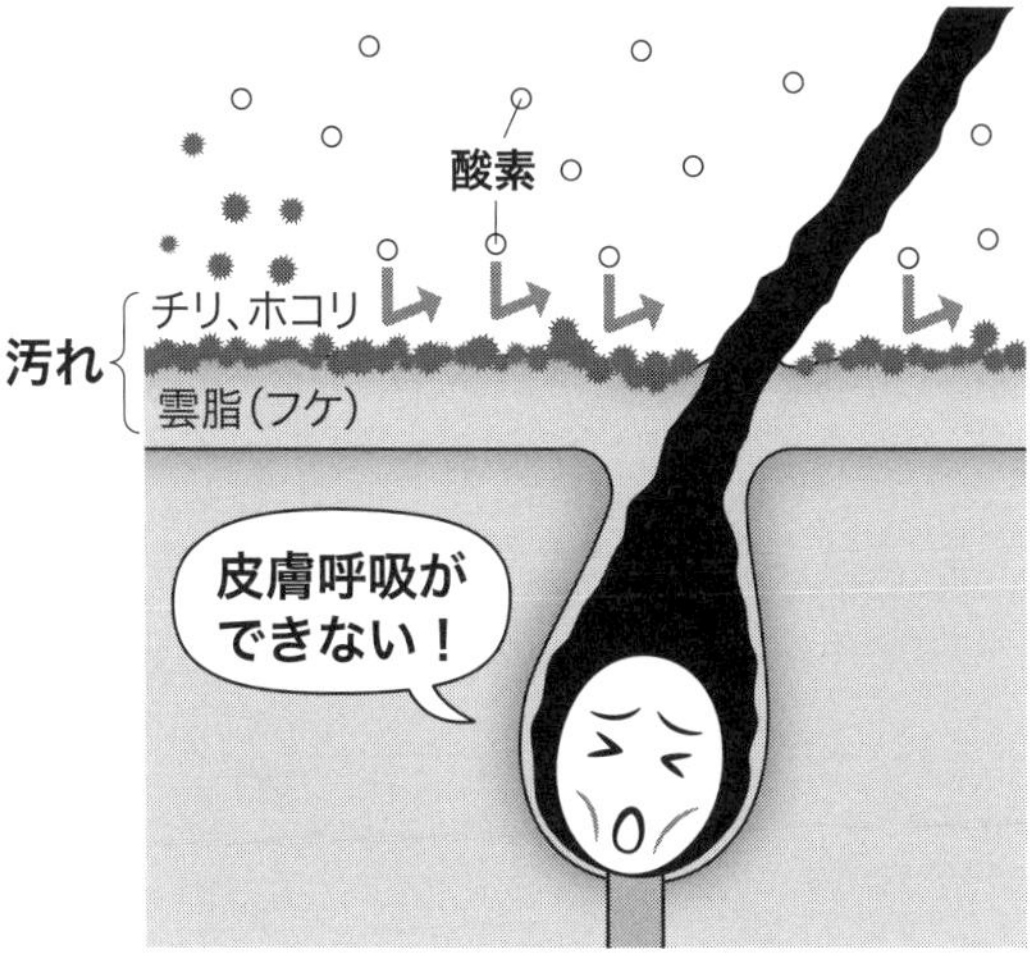

洗髪不足、あるいは抜け毛が怖いからと恐る恐る頭皮をなでるように洗う、髪の毛だけを洗うというような洗髪法の間違い等によって頭皮に酸化皮脂が堆積してしまった結果の脱毛症である。

また、大変矛盾しているように思われるが、皮脂汚れを徹底的に洗い落とすなどの洗浄力の強いシャンプー剤を使用しての過度の洗髪によって引き起こされた皮脂の過剰分泌もこのケースに含まれる。

なぜなら、洗浄力の強いシャンプー剤で皮脂を必要以上に取り除くと、かえって皮脂分泌が盛んになるからである（178ページ「皮脂は髪を護る大切な成分」参照）。

私たちの髪の毛の一本一本の毛穴にある皮脂腺は、皮脂を分泌する。皮脂は分泌されると、汗腺から分泌される水分と混合されて、髪と頭皮を乾燥などから護るための皮脂膜を形成する。

保護膜とも呼ばれるこの皮脂膜は、空気に晒《さら》されると時間の経過で徐々に酸化して髪と頭皮を保護する機能を失い、汚れとなる。

この汚れとなった酸化皮脂は、粘着性を持ち髪と頭皮にへばりつく。しかも、空気中のチリやホコリが付きやすくなるので、頭皮は汚れで覆われてしまう。

この汚れが放置されると大きな雲脂（フケ）になる。文字通り酸化皮脂と汚れが頭皮に雲のように重なった状態になる。私たちの目に見えるフケは、そのごく一部が剝がれ落ちたもので、そのほとんどが頭皮にへばりついているので、頭皮は呼吸（皮膚呼吸）ができにくくなる。

すると、頭皮からの毛母細胞への酸素補給が不足し、毛母細胞は次第に弱ってゆく。

毛母細胞が弱ると、髪の毛は細くなり、抜けるようになる。つまり、

「皮脂の分泌」↓「皮脂膜形成」↓「時間の経過」↓「皮脂の酸化＝汚れ」
↓「チリやホコリが付着」↓「汚れが重なる」↓「毛母細胞の呼吸困難」
↓「脱毛」

となる。皮脂の分泌量が必要以上に多くなると、前述したような抜け毛の条件

が揃いやすくなる。

くどいようだが、皮脂汚れを徹底的に洗い落とすなどの洗浄力の強いシャンプー剤を使用しての長時間の洗髪や1日に何度も洗髪することは、皮脂の過剰分泌を引き起こしてしまうので、絶対にやめるべきである。

また、毎日洗髪する人でも、洗髪法の間違いで頭皮の汚れをきちんと落とせないために、洗髪不足と同様の状態になってしまっている人も多い。

2. 頭皮の肌荒れ

【原因】

- ●皮脂汚れを徹底的に洗い落とすなどの洗浄力の強いシャンプー剤の使用
- ●乾燥肌用・敏感肌用などの洗浄力の弱いシャンプー剤の使用
- ●シャンプー回数が多い

●爪を立てて洗う、ブラシなどで頭皮を洗う、長時間洗う等の間違ったシャンプー法

洗浄力の強いシャンプー剤と、洗浄力の弱いシャンプー剤を同列にするのはおかしいと思われるだろうが、これはたとえていうと、過食症と拒食症のようなものである。過食症と拒食症は全く正反対の現象だが、どちらも食のコントロールができなくなって発症する。

同様に、洗浄力の強いシャンプー剤や弱いシャンプー剤を使い続けると、どちらの場合も皮脂分泌のコントロールが利かなくなってしまう。その結果、髪が次第に細くなりやがて脱毛に至ってしまう。

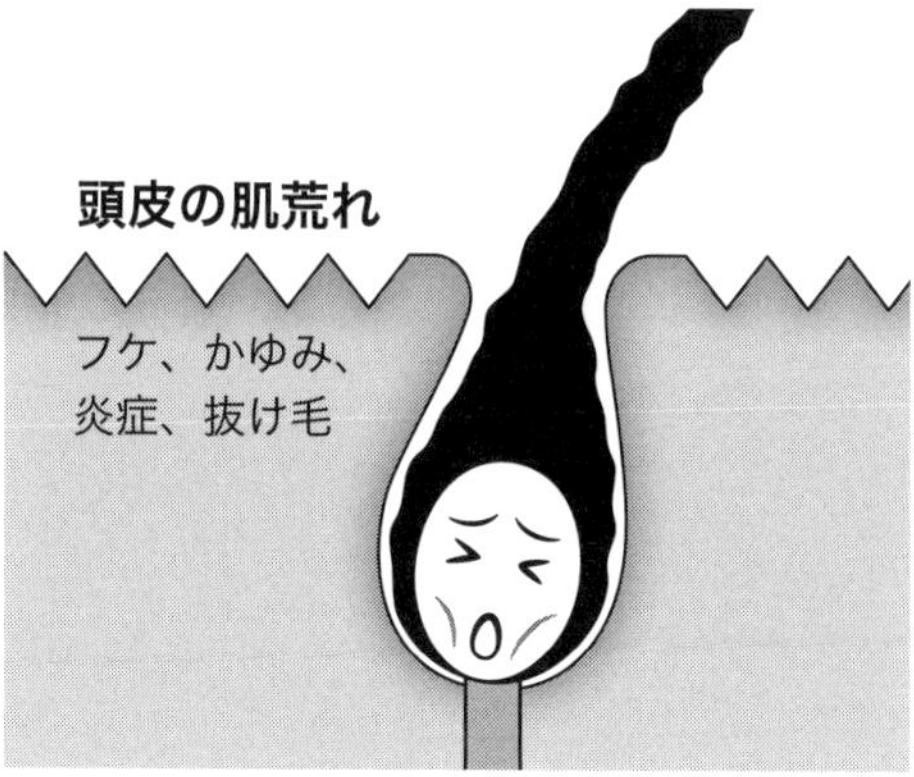

洗浄力の強いシャンプー剤を使用して1日何度も長時間頭皮を洗い続けるなどとんでもないことである。

シャンプー剤を頭皮に塗り付けて長時間こすり洗うと、時には頭皮表面の角質までが洗い落とされてしまう。その結果、82ページイラストのようなプロセスで角化異常《かくかいじょう》が引き起こされる。

頭皮を含む皮膚の表皮は、およそ28層で構成されており、そのうちの14層が角質である。

角質は表皮細胞の一番下にあるマルピギー細胞から毎日一層生み出される細胞が日々に変化してつくられる。

マルピギー細胞によって毎日つくり出される一層の皮膚細胞は、形を変えながら表面に向かって押し上げられ、14日後に角質となり、その14日後に剝がれ落ちる。このサイクルを角化サイクルと呼ぶ。

人体の最表面にある角質は、およそ14枚の層をなしていて、異質物の侵入を厳重ガードしている。私たちの体は、バリアーゾーンとも呼ばれている14枚の角質層によって護られているのである。

この大切な角質が人為的に失われ続けると、マルピギー細胞は、非常なスピードで皮膚細胞をつくり、新たにつくられた細胞は猛スピードで角質へと変化する。通常のメカニズムと異なる作業が長期間続くと、やがて角化へのプロセスに狂いが生じ、おなじ形をした細胞が重なったり、順序がとんだりしてしまう。

この「序列異常現象」を私は「角化異常」と呼んでいる。

その原因が、強過ぎるシャンプー剤の使用や、爪を立てて洗う、ブラシで頭皮を洗う、必要以上に頭皮をこすり洗うなど、間違った洗髪法にある。

また、もともと皮脂分泌量の少ない女性に脱毛症が多くなったのは、意識的に乾燥肌用や敏感肌用などの洗浄力の弱いシャンプー剤を使用しているためでもある。

この場合は、皮脂分泌の状態が拒食症に似た状態に陥り、数日おきにしか洗髪しなくても、頭皮が十分な皮脂膜で覆われなくなり、細かいフケなどが発生する。

シャンプー剤は洗浄力が強過ぎても、弱過ぎてもトラブルのもとになる。

角化異常とは

人為的に角質が失われ続ける。
例：強過ぎるシャンプー剤でのこすり洗い
　　ゴマージュ、ピーリングによる美顔方法

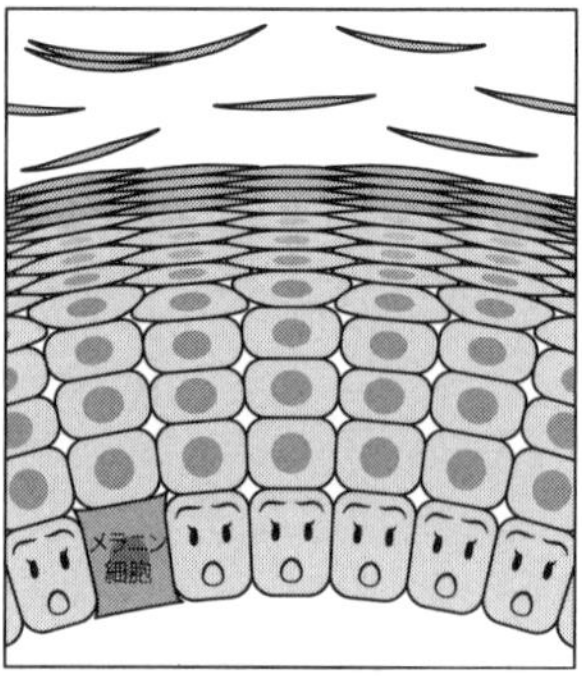

繰り返す

失われた角質を補うために、
基底細胞は角質を猛スピード
でつくり上げる。
次第に負担が大きくなる。

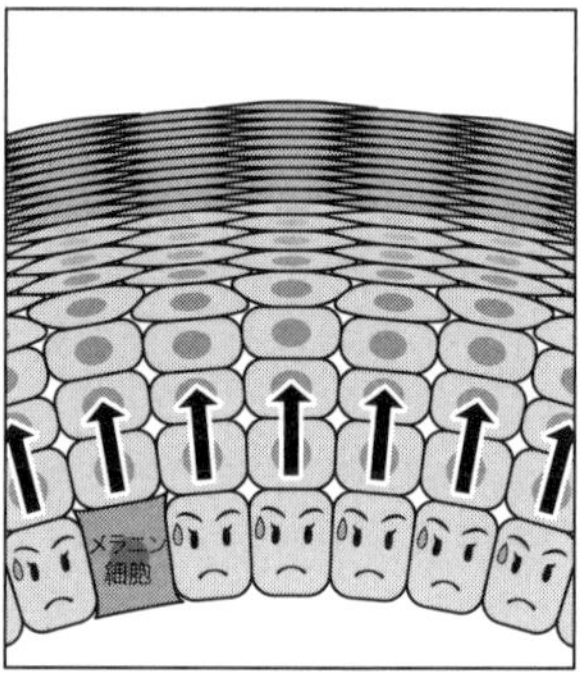

基底細胞

やがて表皮層に、同じ形をした
細胞が重なったり、順序がとん
だりしてしまう。

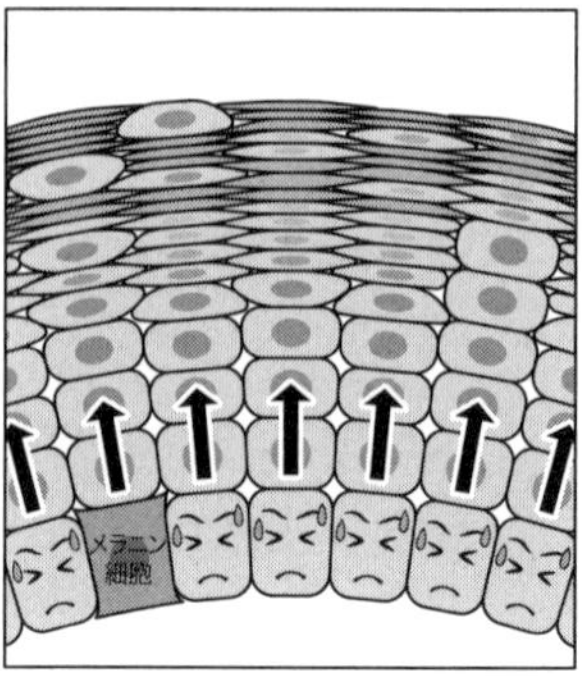

3. 血行障害

【原因】

●急性ストレス（円形脱毛症、産後の脱毛症）
●慢性ストレス
●加齢

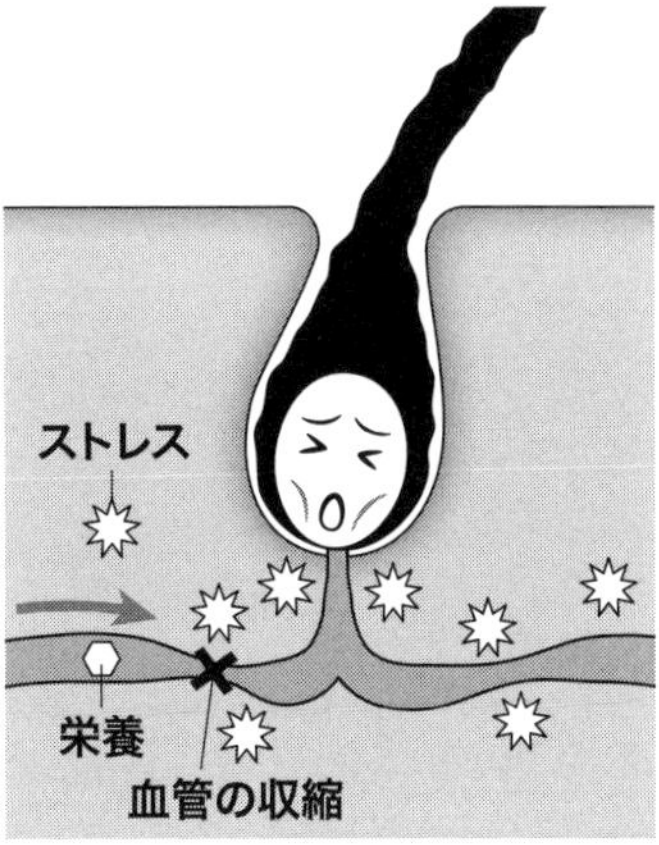

血行障害による脱毛症は、急性ストレス性脱毛と慢性ストレス性脱毛とに分けられる。

急性と慢性では脱毛に至る過程と育毛完了までのプロセスが大きく違うので、この項ではそれぞれのパターンに分けて紹介させていただく。

(1) 急性ストレス―円形脱毛症

急激で強いストレスを受けると毛細血管に絡《から》まっている神経が強く収縮してしまって、毛根から離れてしまうことがある。一度離れた血管はストレスが軽減されても元の毛根につながることはないので、その部分の髪の毛は、毛乳頭《もうにゅうとう》に蓄えられた栄養素がなくなると脱毛する。

つまり、脱毛がストレスに見舞われた直後ではなく、毛乳頭に蓄えられた栄養素の多寡《たか》によって1～3か月後に始まるが、円形に脱毛する場合が多いことから円形脱毛と呼ばれている。

そしてこの時間差ゆえに私の経験では、ほとんどの方が脱毛の原因がストレスであるとの認識がない。

だから、原因不明の脱毛現象に軽いパニックを起こしてしまうようだが、慌てることはない。

ストレスが解消されると人体の保護機能の働きで（148ページ「髪の誕生」参照）髪の毛は早々に蘇生する。

　頭皮に問題がなければおおかたの場合、3か月もすると脱毛の痕跡は跡形もなく消えてしまう。

　円形脱毛症は本人にストレスを受けたという自覚がない場合が多いが、それは恐怖体験をした方がその時の記憶が定かでないのと同じで本人の防衛本能がなせる業であって、実際は相当強いストレスになっていることを周囲に知らせる信号でもある。

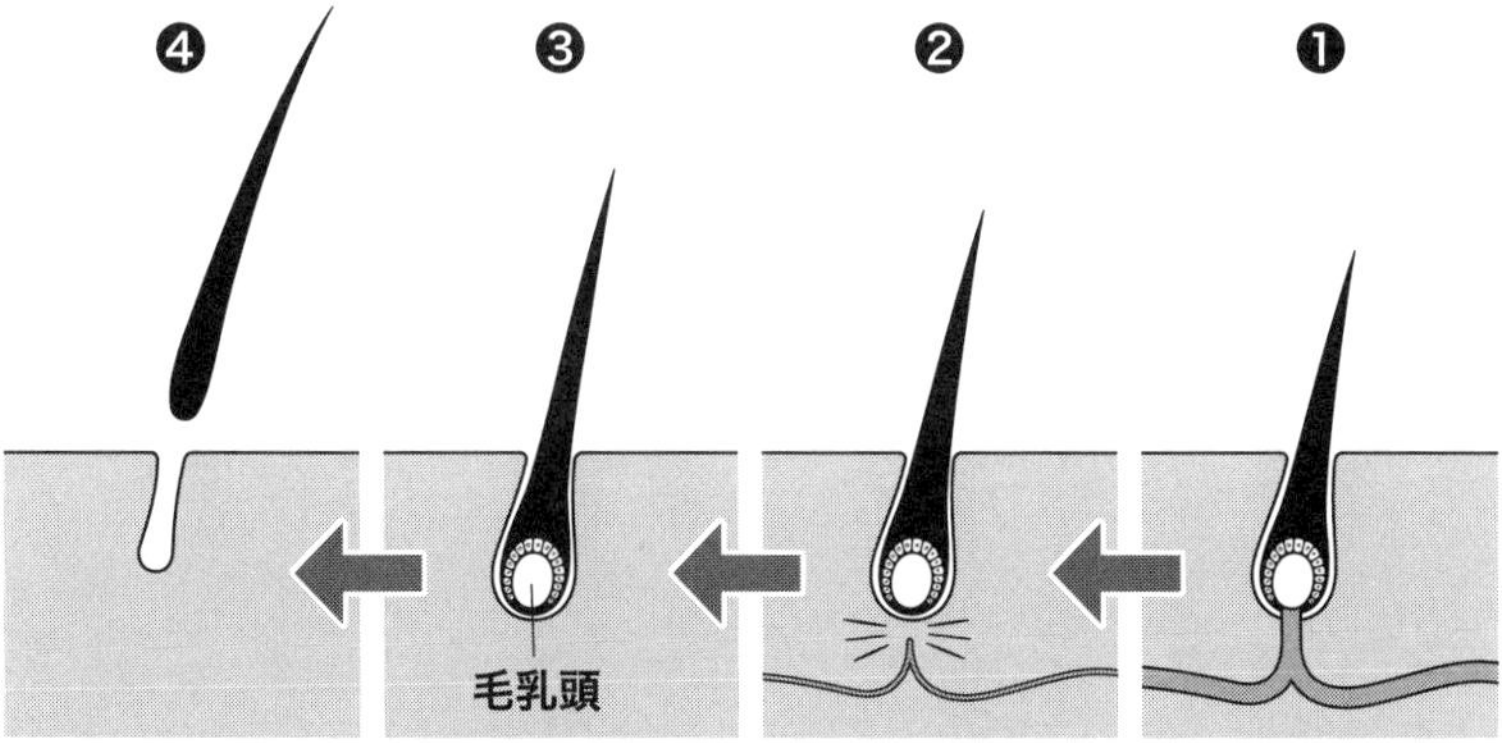

❶ 髪は毛細血管から運ばれる栄養素と酸素をエネルギーにしてつくられる。
❷ 強いストレスを受けると、神経とともに毛細血管も収縮してしまい、毛根から完全に離れてしまう。
❸ 毛乳頭に蓄えられた栄養素で、しばらくは成長を続ける。
❹ 1～3か月後、栄養が完全に断たれて脱毛する。

(2) 急性ストレス―産後の脱毛症

女性だけに見られる産後の脱毛は、ひと言でいってしまえば、出産に伴う急激で強烈なストレスによる一時的な現象にすぎない。

新しい命をこの世に送り出すための想像を絶する強烈な痛みに、数時間、場合によっては数十時間も耐えて、時には死に瀕することさえもある出産は、壮絶な命のバトルでもある。

産婦にとっては、日頃の生活では決して体験することのない、体力、気力の限界への挑戦でもある。

私自身も、出産を体験して、「家庭内で女性が強くなるのは当然だ。命のやり取りを経験した女性が強くなるのは当たり前で、世のおばさんと呼ばれる方々が怖いもの知らずなのもうなずける」と、思ったくらいである。

そのような壮絶な体験を経た産婦には、出産直後から育児が始まる。２～３時間おきの授乳、おむつ交換と、母体の状態など一切お構いなし、待ったなしである。しかも、近頃の産婦のほとんどが、子守りの経験がない。その上、家族の食事、洗濯、掃除などの家事もある。

出産に伴うストレスだけなら、円形脱毛と同様のメカニズムで、産後の1～3か月後くらいから始まり、放置しておいても自然に解消される。しかし、産後の脱毛の場合、脱毛現象そのものに対するストレスだけではなく、育児に対するストレスも加わって脱毛を促進させてしまうケースが多い。

産後の脱毛も、円形脱毛も、本人の言葉にできない訴えを周囲に知らせるための信号が形になって現れる。どちらの場合も本来なら放置しておけば、自然に、跡形もなく解消されるが、周囲の理解と協力、思いやりが脱毛解消の鍵である。

(3) 慢性ストレス性脱毛症

慢性ストレス性脱毛は日々の生活の中での神経の緊張がもとで毛細血管が細くなり、毛根への十分な栄養供給ができないために引き起こる。

人にたとえると慢性的な栄養失調症のような状態といえる。

何度も強調するが、髪の成長に必要な絶対条件のひとつが、血流によって運ばれる酸素と栄養素なので、健康な髪を維持するためには、毛細血管からさまざまな栄養素が酸素とともに毛母細胞に供給されなければならない。

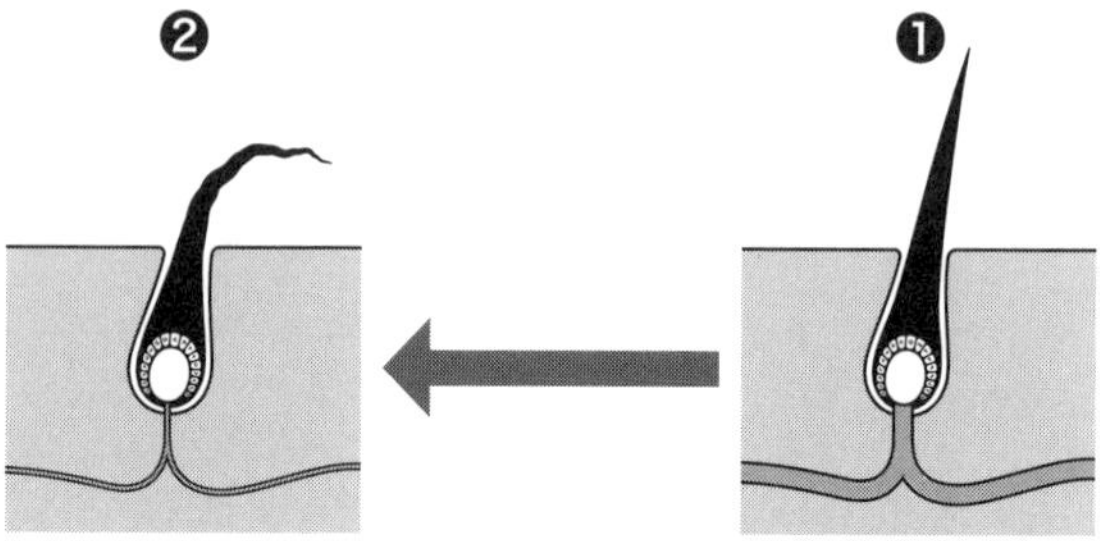

❶ 髪は毛細血管から運ばれる栄養素と酸素をエネルギーにしてつくられる。

❷ ストレスを受けると、神経とともに毛細血管も収縮してしまう。

私たちの体の中の血管には交感神経、副交感神経が絡まっていて、ストレスを受けると、この神経が収縮してしまう。強いストレスを感じた時などに胃が痛むのはこのためである。

髪の場合は、神経の収縮で毛細血管の血流が阻害され、毛根への栄養供給が不足して、次第に細くなりやがて脱毛に至る。これが慢性ストレス性脱毛である。

この場合のストレスによる血管の収縮は年齢に関係なく起きる。そして慢性ストレスがもたらす脱毛症は、進行も極めてゆるやかだが、本人の体質や生活環境などと密接な関連があって、回復までの時間が予測できないケースでもある。

しかし、私の経験では、若い方などは案外早く、その方本来の毛量をとり戻している。

(4) 高齢者性脱毛症

老化などに伴って毛細血管の機能低下が起き、毛根や毛母細胞へ充分な栄養供給ができなくなった場合や、加齢によって血管壁にコレステロールなどが蓄積されてしまい、毛根への栄養供給が不足して髪が栄養失調に陥り、次第に細くなり脱毛に至ってしまう脱毛症である。

また、高齢者性脱毛の多くの方が最初に挙げた洗髪不足による頭皮の汚れを併せ持っているのも特徴のひとつである。

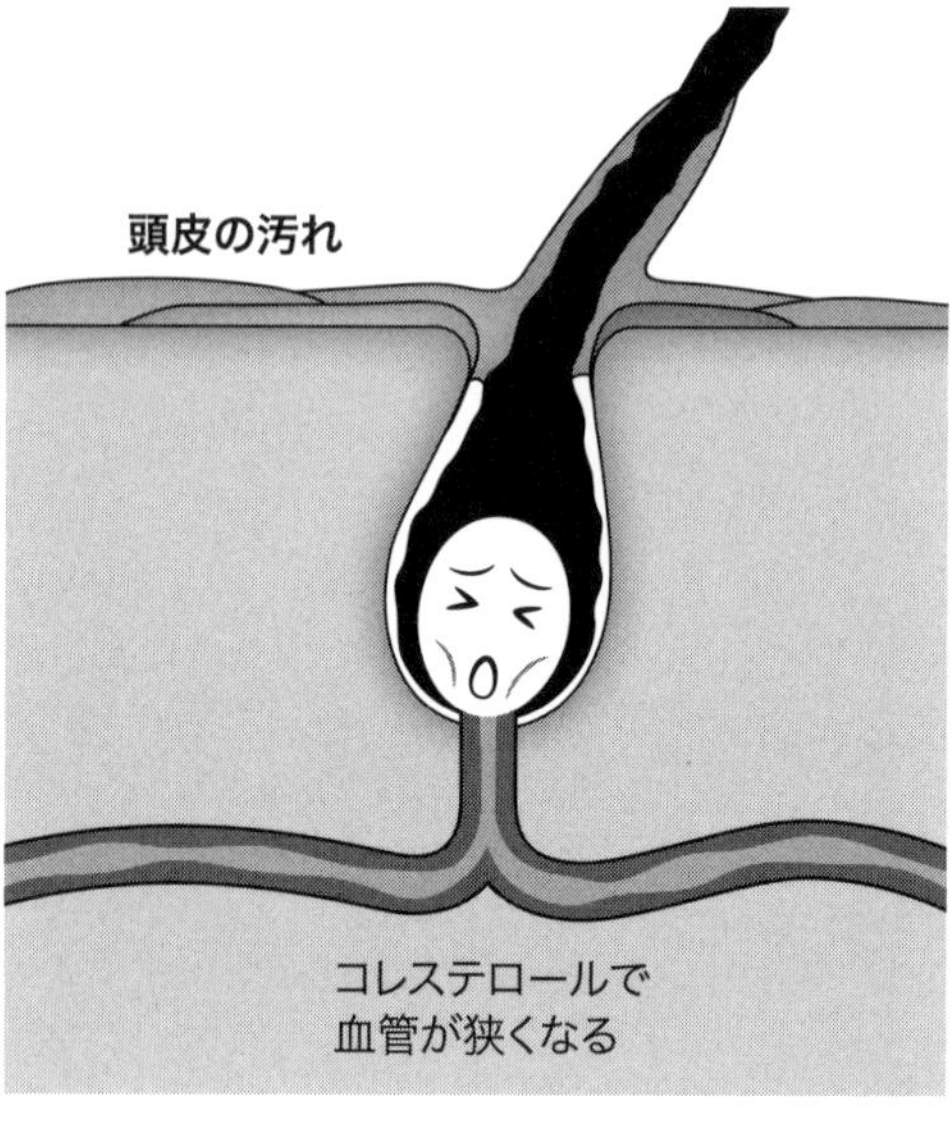

私の経験と独断でいうと、正しいシャンプー法で毎日シャンプーしていると、頭

皮の毛細血管壁にコレステロールなどが蓄積される可能性が低くなるようだ。

どうやらシャンプーのたびに頭皮を強くこすり洗うので、毛細血管壁に汚れが留りにくくなるようである。

高齢者性脱毛も、慢性ストレス性脱毛も、毛根の栄養不足が要因なのだから、毛母細胞への栄養補給を目的とした育毛剤などで栄養補給を絶やさなければよい。

ただそれだけでよいのだから、育毛用の器具や薬剤などは必要がない。逆に薬剤などを摂取すると薬害による脱毛がプラスされてしまい、回復困難な脱毛症となってしまう。

4. 薬害による脱毛（頭皮下の老廃物）

薬害による脱毛は近年非常に増えてきていると感じており、ここで述べる内容は長くなるが、とても重要な内容と考えているので、ぜひお読みいただきたい。

次に挙げる、いずれかに当てはまる方は薬害が要因のタイプである。

1. 病などで、痛み止めなどの常用薬が手放せない。
2. 皮膚炎などで、塗り薬を使用している、または常用していたことがある。
3. サプリメントや健康食品を常用している。
4. 湿布薬を使用する機会が多い。
5. 睡眠導入剤などを飲用している。

時の流れが人々の生活習慣を変えるに従い、私のもとを訪れる相談者たちの髪と頭皮の状態にも大きな変化がみられるようになった。

殊にサプリメントなどの普及に伴う薬害による脱毛の急増に、強い危機感を覚えている。サプリメントは処方薬とは違い、消費者が自己判断でいくらでも摂取できてしまうためである。

何度も繰り返し強調するが、髪の毛の根源的な役割のひとつが、体内で消化しきれず、かつ大小便などでも排泄しきれなかった毒素や老廃物を体外に運び出すことである。したがって、薬物やサプリ

薬害にあった人の頭皮の状態

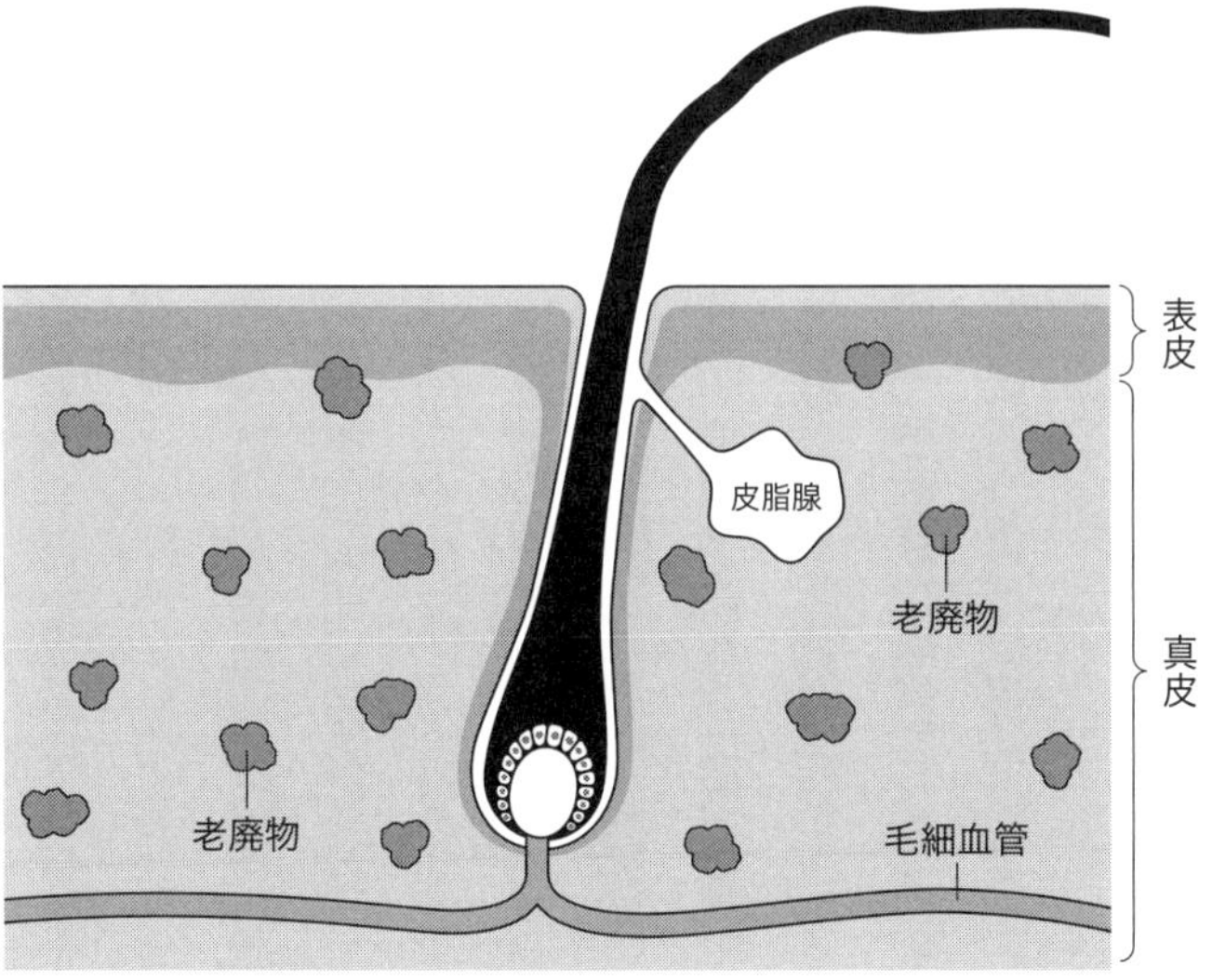

メントなどを摂取していない方でも、頭皮下に排泄しきれなかった老廃物が徐々に蓄積されて抜け毛が始まる。また、この老廃物が加齢臭のもとになってしまう場合も多々ある。

『確実に利くハゲ治し理論』出版当時にも極めてまれな事例として薬害による脱毛があったが、今や当社を訪れる相談者のほとんどの方が薬害の兆候を併せ持っているといっても過言ではない。しかしご本人たちにその自覚が全くないのだから困ってしまう。

「病の治療目的で服用した薬が原因で、脱毛症になった」という言葉を、にわかに信じる方は少ないかもしれないが、これはまぎれもない事実であり、薬の服用からも脱毛症を招くのである。

漢方薬を含むすべての薬は「毒を以《もっ》て毒を制するもの」であるのだから個体の受容範囲を超えれば当然引き起こされる現象である。

2018年、厚生労働省研究班は、別件についての結びとしてだが「市販薬でも大量に服用するなどの誤った使い方を続けると、中断した際に感情的苦痛に襲われて、やめられなくなり、生活が破綻する恐れがある」と警告している。

それほど必要以上に医薬品を摂取するのは危険な行為なのである。

私たちはすべての薬は毒を以て毒を制するもので、たとえ風邪薬であっても、多量に服用すれば時には死に至るという事実をしっかり認識しなければならない。


ニキビや吹き出物治療の目的で処方される塗り薬や飲み薬も同様であり、そのために医師は必ず「用法、用量の厳守」などを言い渡す。

なぜなら、たとえ塗り薬であっても皮膚から浸透し、配合成分の一部は血液中に溶け込み、血流にのって体の隅々にまで運ばれる。このメカニズムを経皮吸収と呼ぶ。

それらの成分が、体外に排泄されきれず、残留する場合がある。

そして体内に留まったこれらの残留成分は、時として深刻な副作用をもたらす。

脱毛現象はその一例にすぎない。

このように書き進むと医薬品でなければよいのでは？　と思われがちだが、特定成分の過剰摂取現象はサプリメントや健康食品などの長期摂取によっても引き起こされる。

人は、たとえば肉や魚など特定の食品を食べ続けると飽きを覚えるが、この飽きは、もうその栄養素は足りているという体からの信号で、おおかたの場合その時点でそれらの食品の摂取が中断されるか縮小されるが、特定の栄養素が凝縮されたサプリメントや健康食品にはそれがない。

つまり、無意識に特定成分を過剰に摂取してしまうことになる。

一般に「薬」といえば生薬を除いた製剤を連想されるが、薬草も「毒を以《もっ》て毒を制する」ものであることを理解していただきたい。

たとえば、古くから「医者要らず」の異名で知られるアロエは、すり傷、やけどなどの外傷のみならず、胃腸薬としても抜群の効果を発揮する、「一家に一鉢」は備えておきたい万能植物ともいわれている。

だが、このアロエでさえ「育毛効果がある」と信じて毎日頭皮に塗り続ければ、本来の薬効成分が余剰成分となり、徐々に毛母細胞を弱らせ、脱毛症を確実に進行させる。さらに乱用すれば皮膚の抵抗力が低下し、自然治癒力まで弱らせてしまう。アロエは妊婦が摂取すれば流産を引き起こす怖れもあるくらい、作用の強い「毒草」でもあると認識すべきである。

私たちは、自然界に繁茂《はんも》する薬草といわれるものであっても、

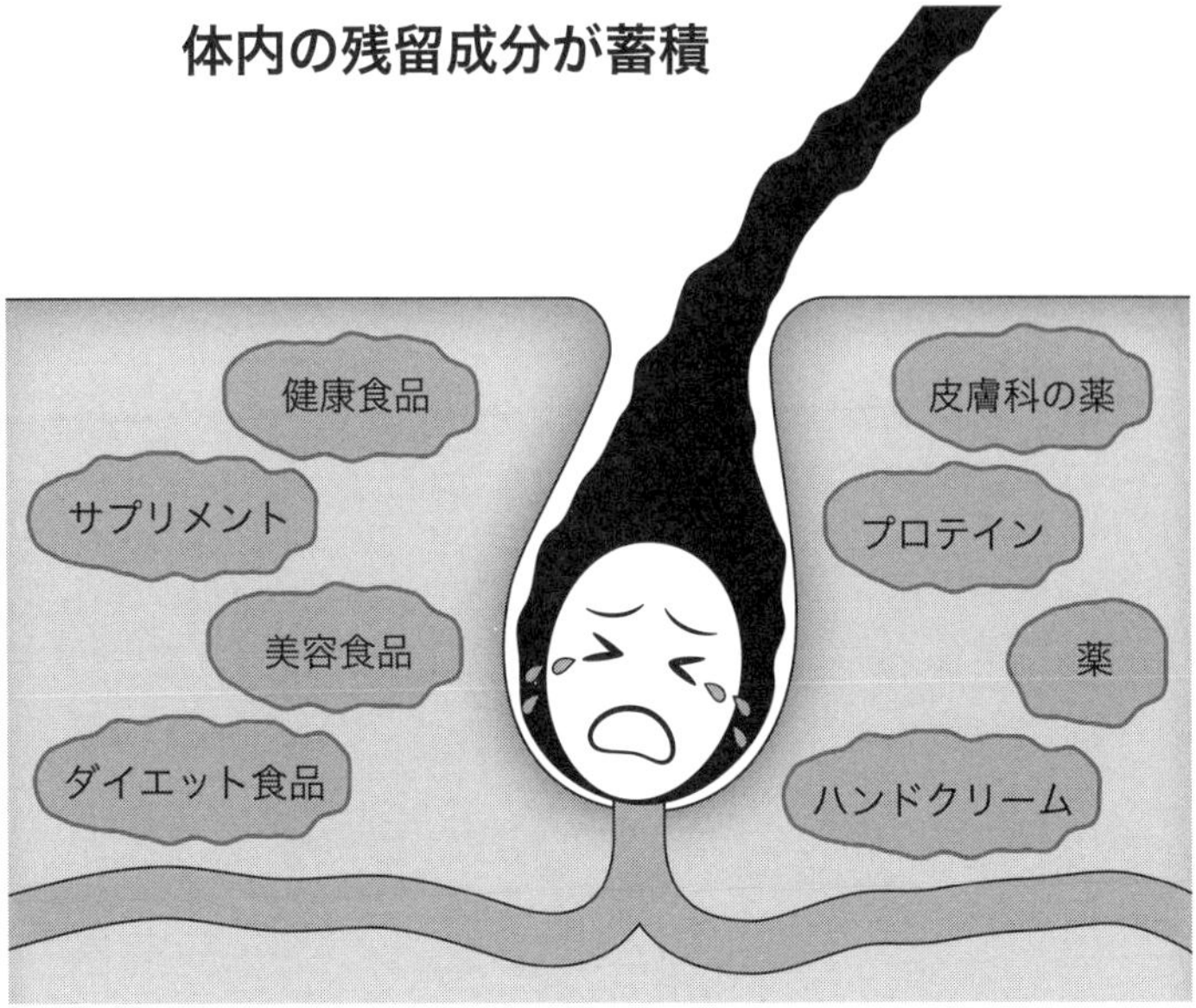

用途を間違えると毒草になってしまう事実を、しっかりとわきまえなければならない。

あらためて強調したい。私たちの頭部を覆っている髪の毛は、急激な温度差や衝撃から脳を護る役割の他に、体内に入り込んだ毒素などを排泄する役割も担っているので、頭皮下には、髪の毛とともに体外へ排泄されるべき「毒素」も集められる。そのため、習慣的に薬剤や健康食品などを飲み続けた方の頭皮下には、驚くほど多量の不純物（老廃物）が集積されている。

これらの不純物は、本来なら、成長する髪の毛とともに体外へ排泄されるはずだが、集積される量が排泄機能を上回ると、頭皮下に蓄積されてゆく。

この蓄積された不純物は、毛母細胞にとっては正真正銘の毒素であり、髪の毛の成長を阻害するばかりか、深刻な脱毛症を発症させてしまう。そして、その後の発毛・育毛までも非常に困難な状態にしてしまうのである。

5. 皮下組織の損傷（特殊要因＝人災）

【原因】

- 頭皮を叩く
- 高周波などの電気をあてる
- 育毛剤浸透器具などを使用する

第9章の「やってはいけない育毛法」で、詳しく述べるが、頭皮を叩く、高周波などの電気を当てる、育毛剤浸透器具などを使用するなど、間違った情報をもとに見当違いな努力の結果、表皮と頭骸骨の間にあるさまざまな皮下組織が損傷してしまっている方も多い。

当社が運営するサロンには、他の育毛サロンなどで間違った手入れを施され、なおかつ、自宅でも育毛器具などを使用して皮下組織が損傷した状態でお見えになる相談者も多いが、中には、皮下組織がケロイド(ひどいやけどの跡のように皮膚組織が変質した状態)化してしまった方もいる。

そんな方の頭皮を拝見するたびに、私はやり場のない憤りを覚えてしまう。

たとえば、植木鉢やプランターなどで、花や野菜を育てる場合、土の質と量によってその成長が大きく違ってくるように、髪の毛の成長も皮下組織の健康状態に大きく左右される。植木鉢が浅くて土の量が少ないと、花が成長できないように、髪の毛も皮下組織が傷んでいるときちんと成長できないで、脱毛してしまう。

髪の毛には体内に残留してしまっている老廃物を体外へ運び出す役割があるため、人が生きてい

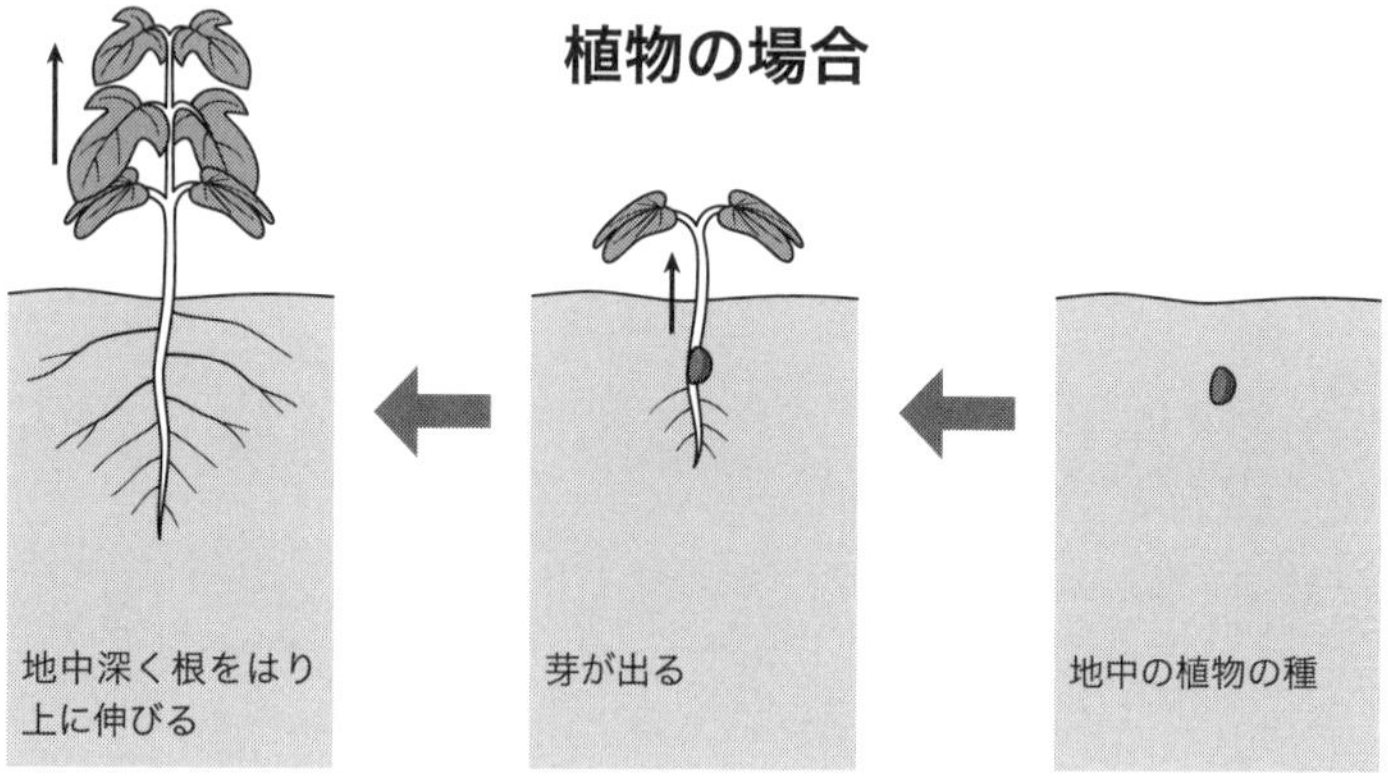

る限り生え続ける仕組みになっているが、さすがに皮下組織が破壊されつくした状態では肉眼では確認しづらく、スコープ（頭皮面を拡大して見ることができる機器）を通してはじめて確認できる程度の毛しか生え出ない。

そんな方の頭皮に、スコープを通して頼りなげに揺れる生まれたばかりの細く透明なうぶ毛を確認するたびに、私は言い知れぬ感動を覚えて、私たちの体に備わっている素晴らしい自然治癒力に感謝せずにはいられない。

このうぶ毛が無事成長毛に育つことを願わずにはいられないが、前述のように毛根を受け入れる皮下組織が十分でない頭皮では育ちきれない。

この場合は、

毛髪の場合

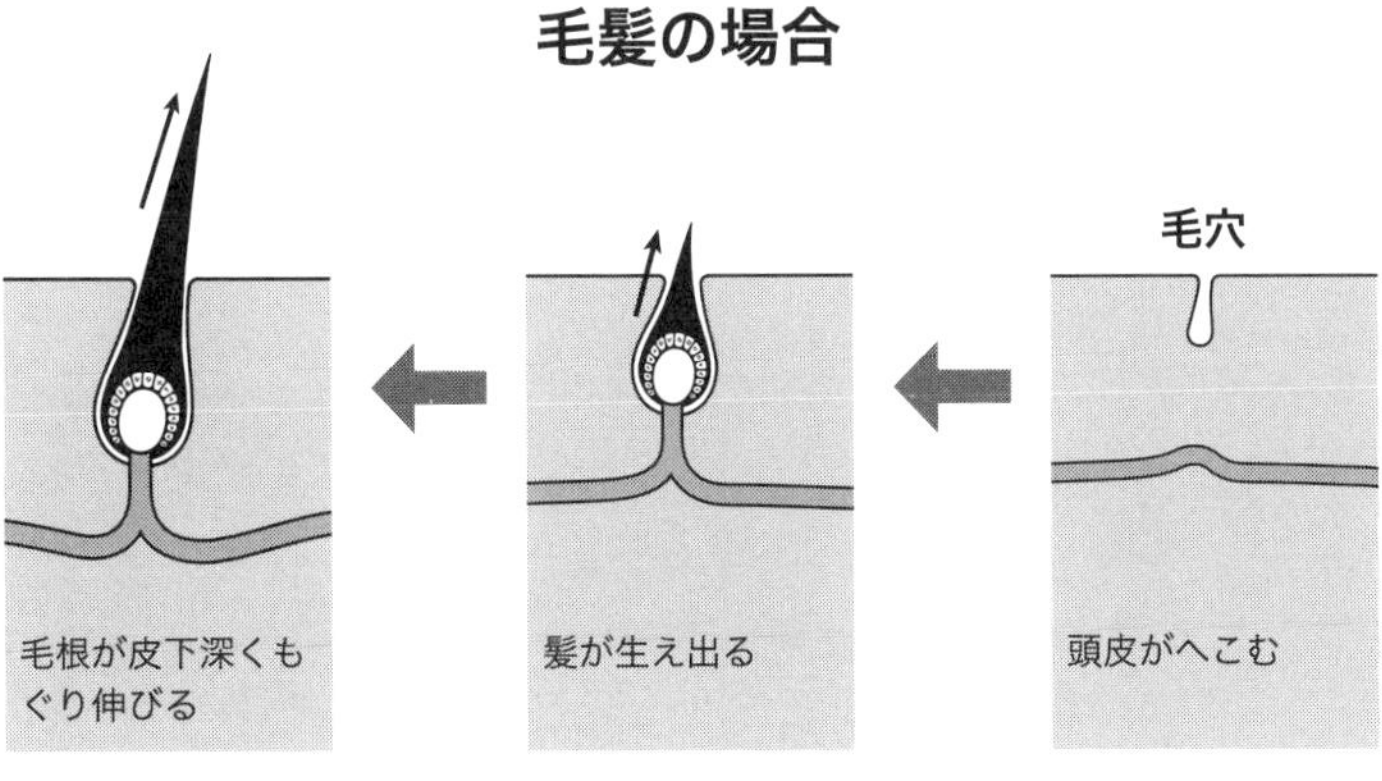

発毛↓微妙な育毛↓脱毛↓発毛↓少し育毛↓脱毛↓発毛↓前より育毛
↓脱毛↓　発毛↓前よりもさらに育毛↓脱毛

が繰り返されながら育毛される。

第6章

ハゲ治しはこんなに簡単にできる

ハゲ治しは簡単

ハゲ治しに携わって30年になる私の経験と独断で言うと、間違ったヘアケアさえしなければ、ハゲ治しは拍子抜けするほど簡単である。

しかも、あまりに簡単なので、この事実を信じてもらう手段が見つからないのが私の一番の悩みなくらいである。

胃や腸の仕組みと働きに性別の違いがないように、髪の仕組みと構造にも性別の違いがない。だから、脱毛症のタイプに性別や年齢の違いなどない。

また、前頭部、頭頂部、側頭部、後頭部のどこが薄くなろうと、私の経験ではハゲ治しの方法に違いなどない。

私たちはもっと素直に考えるべきだと思う。

私たちの体は常識や思考をはるかに超越した存在で、目に見えない受精卵から、こんなにも複雑極まりない生命体となっている。

その人体に備わったあらゆるものが、生命維持に必要なもので、髪の毛も例外ではない。必要があって人体に備わっている髪の毛は、本来なら人が生きている限りなくなるものではない。

私は、脱毛現象は、痛覚同様に人体の危険を知らせる信号ととらえている。たとえば洗髪不足による抜け毛は、清潔を心掛けるようにという信号であり、ストレス性の抜け毛は精神の健康が危険であるという信号と考えている。

頭皮が荒れているのは、現在使用しているシャンプー剤は良くないという信号であり、頭皮を掻《か》いてはいけないという信号でもあると考えている。

このように考えてゆけば、ハゲ治しほど簡単なことはない。

ただ、髪の毛は目に見える早さで伸びるわけではないので、改善を実感するまでに時間がかかるだけである。

断言する。

ハゲ治しは実は拍子抜けするほど簡単なのである。

ここでお断りしておくが、私は、ヘアケア業に携わって間もない頃は、相談者から受ける「○○シャンプーはどうですか?」という問い合わせにきちんとお答えするために、市場に新たなヘアケア商品が出るとできる限りそれらの商品を試用して、その使用感、効果などをチェックするように心掛けていた。

ところがある時、当時テレビで大々的に宣伝されていたあるシャンプー剤をたった一度試用しただけで、髪に甚大なダメージを受け、修復に2か月以上を要してしまったことがあった。

自身の髪を最良の状態に保ちたいと考えていた私の焦りは大変なもので、以来どのメーカーのどんな製品にも一切手を出さなくなった。

したがって、ここに挙げる事例は当社の実績からの抜粋のみであり、この点を深くご理解の上、この先をお読み願いたい。

脱毛の要因別ハゲ治し法

・頭皮の汚れ

このタイプの薄毛は下のイラストをご覧になっておわかりのように、頭皮表面の汚れがきれいになれば本来の髪が蘇る。

したがって、肌にも良い成分でつくられたシャンプー剤とコンディショナーを使用して、毎日正しいシャンプー法を実行するだけで、およそ2週間～1か月で大きなフケが解消され、1～2か月で抜け毛が解消される。また、徐々に皮脂の分泌量も正常化される。

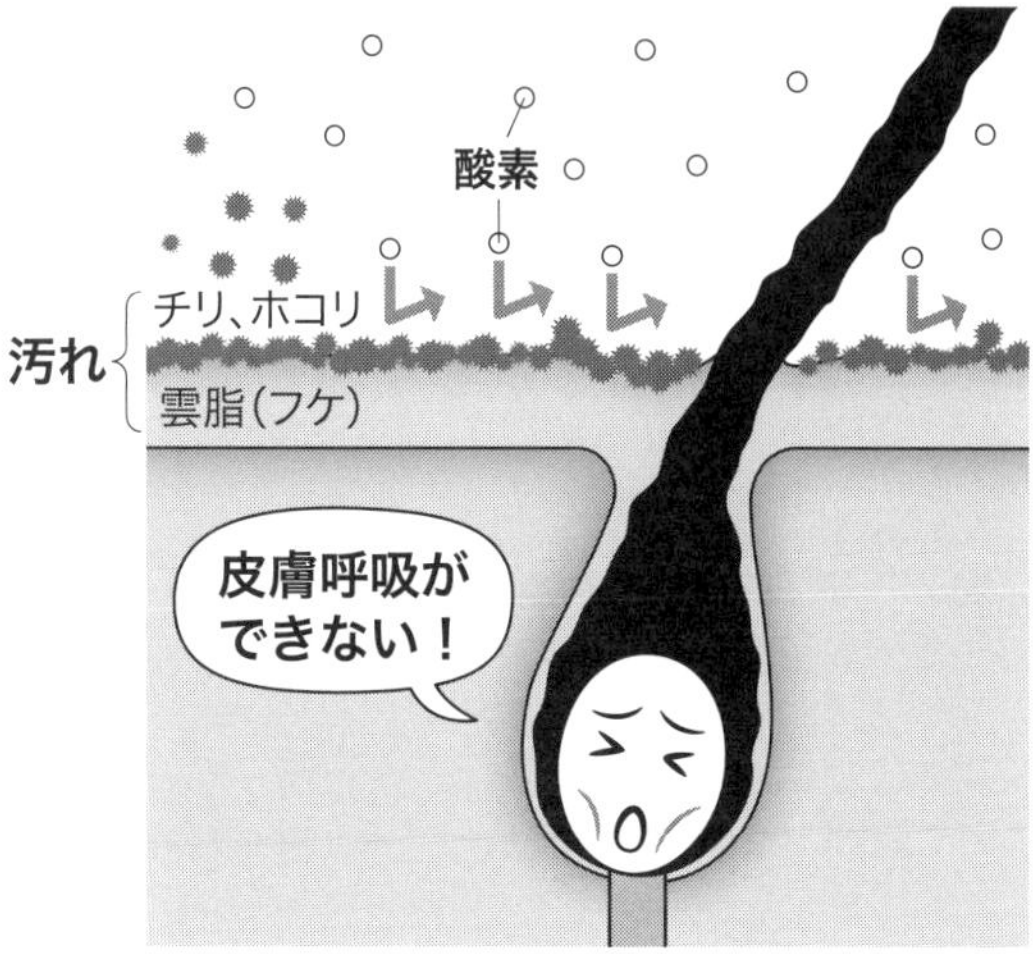

中年以上の方と、早期育毛を望む方には、育毛エッセンスの使用が必要になるが、皮下組織の損傷や頭皮下の老廃物の量に問題がなければ、私の経験ではおよそ1〜2年でその方本来の毛量をとり戻している。

本来の毛量に戻るまでの時間は、本人の代謝力、毛周期の長短、抜け毛が続いた結果の頭皮の肥厚の度合い（脱毛が始まってからの時間）で違ってくる。

また、頭皮に肥厚が認められる場合は整皮効果の高い頭皮トリートメント剤の使用が必要になるが、おおかたは、自宅で毎日入浴時に正しいシャンプー法で洗髪し、毛母細胞への栄養補給を目的とした育毛エッセンスを使用するだけで解決する。

育毛用の器具や、薬、サプリメント類は一切必要ない。

・頭皮の肌荒れ

このタイプは、シャンプー剤とシャンプー法の間違いで頭皮表面が荒れた状態なのだから、その原因を正せば薄毛は解消する。

つまり、自宅で毎日入浴時、肌にも良い成分でつくられたシャンプー剤とコンディショナーを使用して正しいシャンプー法を実行した後、毛母細胞への栄養補給を目的とした育毛エッセンスと、頭皮の肌荒れ解消に向けて、整皮効果の高い頭皮トリートメント剤を使用するだけでよい。私の経験では、それだけでおよそ2週間で肌荒れに起因する細かいフケが出なくなり、1か月もすれば抜け毛が解消され、1〜2年で簡単にその方本来の毛量をとり戻す。

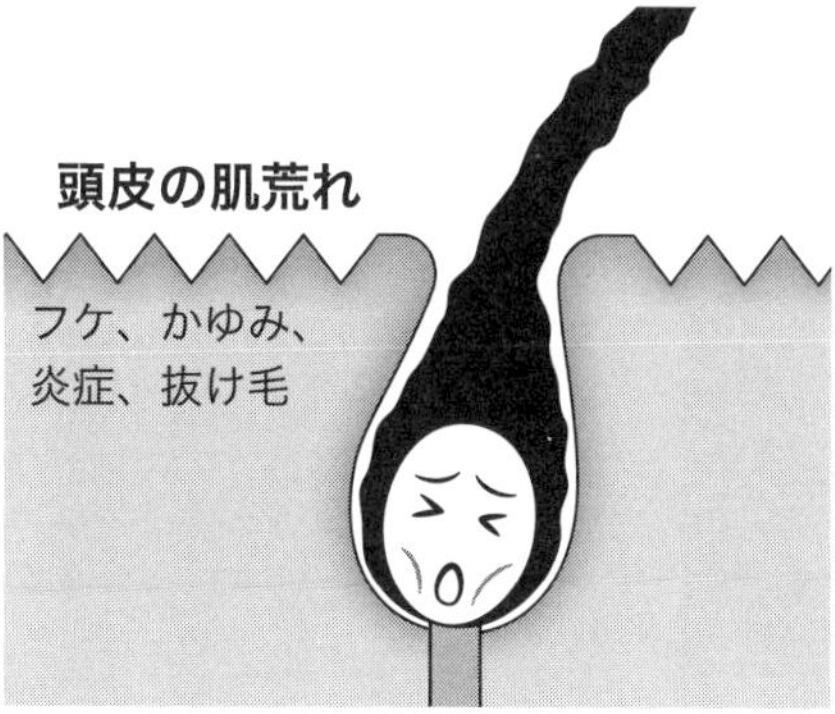

本来の毛量に戻るまでの時間は、本人の代謝力と肌荒れの度合いによるが、2年以上かかる方は少ない。
ただし、アトピー性皮膚炎や、アレルギー性蕁麻疹《じんましん》などはこれより長い時間がかかってしまう場合もある。

・円形脱毛症

私がおすすめする円形脱毛症の解決法があまりにも簡単過ぎてお客様にかえって不安がられるくらいだが、それほど簡単である。

肌にも良い成分でつくられたシャンプー剤とコンディショナーを使用しての正しいシャンプー法で頭皮の状態を正常に保てば、発毛のメカニズムが働いて数か月もすると元の状態に戻る。

なお、栄養補給を目的とした育

円形脱毛と毛髪再生のメカニズム ＜円形脱毛＞

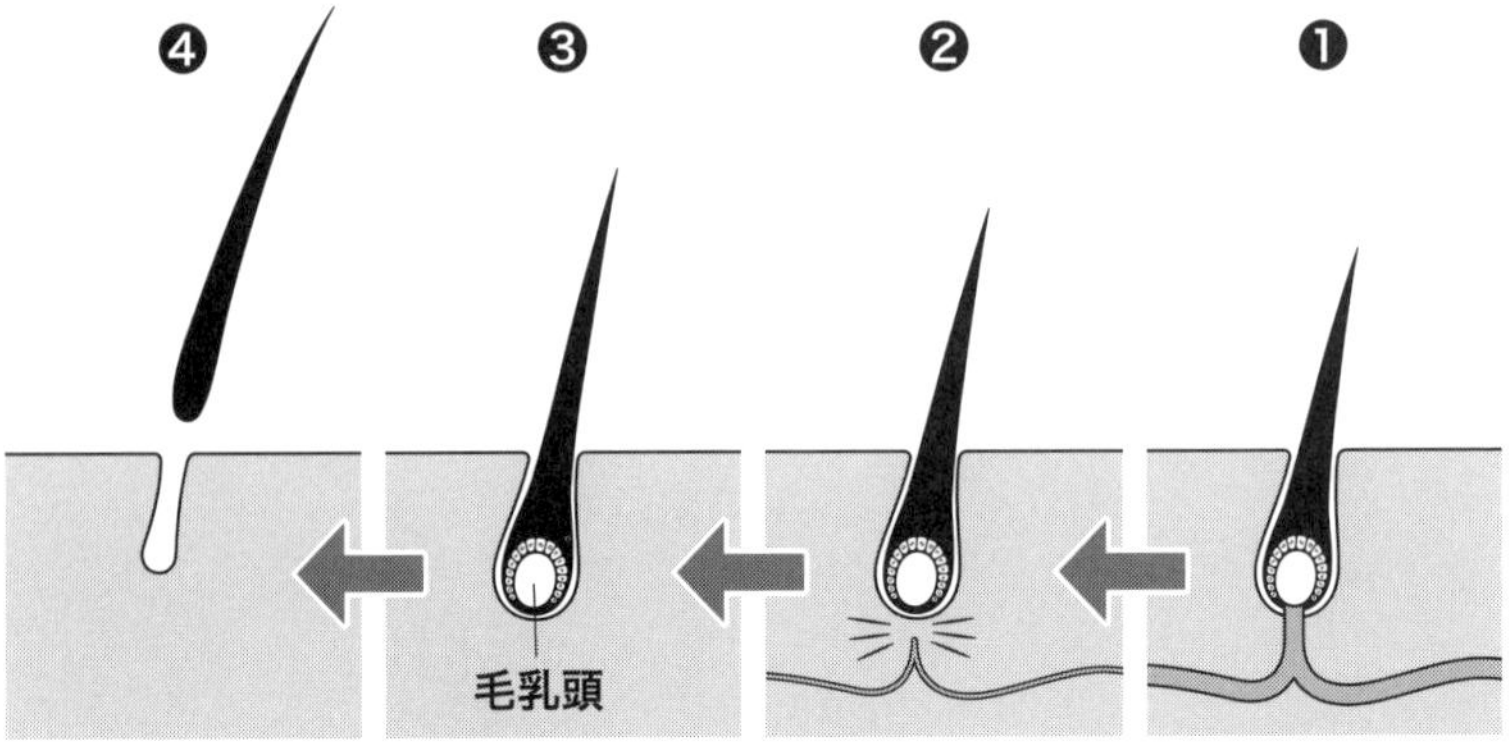

❶ 髪は毛細血管から運ばれる栄養素と酸素をエネルギーにしてつくられる。

❷ 強いストレスを受けると、神経とともに毛細血管も収縮してしまい、毛根から完全に離れてしまう。

❸ 毛乳頭に蓄えられた栄養素で、しばらくは成長を続ける。

❹ 1～3か月後、栄養が完全に断たれて脱毛する。

毛エッセンスを使用すれば生え出たうぶ毛を早く成長させられるが、その他の手当ては一切不要である。

皮膚科などに相談して塗り薬や飲み薬を摂取すると、かえって広範囲な脱毛現象を引き起こすこともあるので、避けた方がよい。

現実に私のもとへは、皮膚科にかかってひどくなってしまったという相談者が多く訪れる。

中には円形脱毛の治療ということで、ステロイド剤の局所注射を受けてしまった方もいる。そんな

円形脱毛と毛髪再生のメカニズム ＜毛髪再生＞

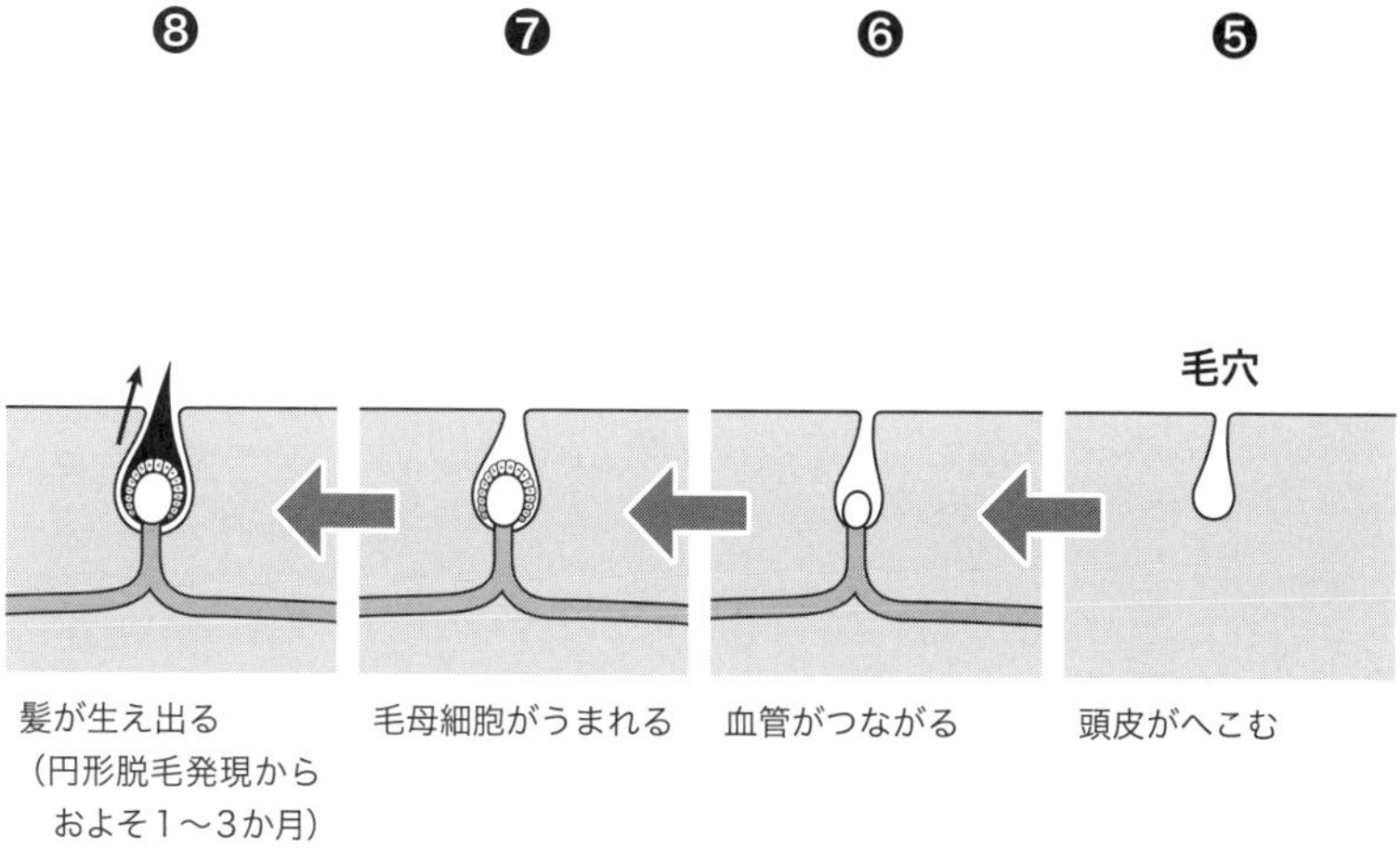

方の頭皮はブヨブヨになってしまっていて、私はこの状態を相談者にどのように説明すればよいのかといつも困ってしまう。

ステロイド剤が脱毛の要因のひとつであるというのに、この注射を施した医師らは脱毛全般には有害であっても円形脱毛に限ってステロイド注射で良くなるとでも考えているのだろうか？

その結果、相談者の脱毛がひどくなってしまう事実をどのようにとらえているのだろう？

ハゲは治せなくても円形脱毛症だけは皮膚科で治るという思い込みは大きな間違いである。

・産後の脱毛症

出産に伴う急激で強いストレスに起因する産後の脱毛症の解決法は、円形脱毛と同様で、肌にも良い成分でつくられたシャンプー剤とコンディショナーを使用しての正しいシャンプー法で頭皮の状態を正常に保てば、発毛のメカニズムが働いて数か月もすると元の状態に戻る。

栄養補給を目的とした育毛エッセンスを使用すれば生え出たうぶ毛を早く成長させられる。

その他の手当ては一切不要である。

ただし、育児などによるストレスが加わった場合は急性ストレスではなく、次に解説する慢性ストレス性脱毛症となる。

・慢性ストレス性脱毛症

このタイプは日々の生活の中で受けるストレスが原因で、髪の毛が慢性的な栄養不足となって引き起こる脱毛症である。

毎日肌にも良い成分でつくられたシャンプー剤とコンディショナーを使用した、正しいシャンプー法を実行して、毛母細胞への栄養補給を目的とした育毛エッセンスを1日数回塗布すればよい。育毛エッセンスを塗布した後のマッサージは不要で、軽くすり込むようにして頭皮面に行き渡らせるだけでよい。

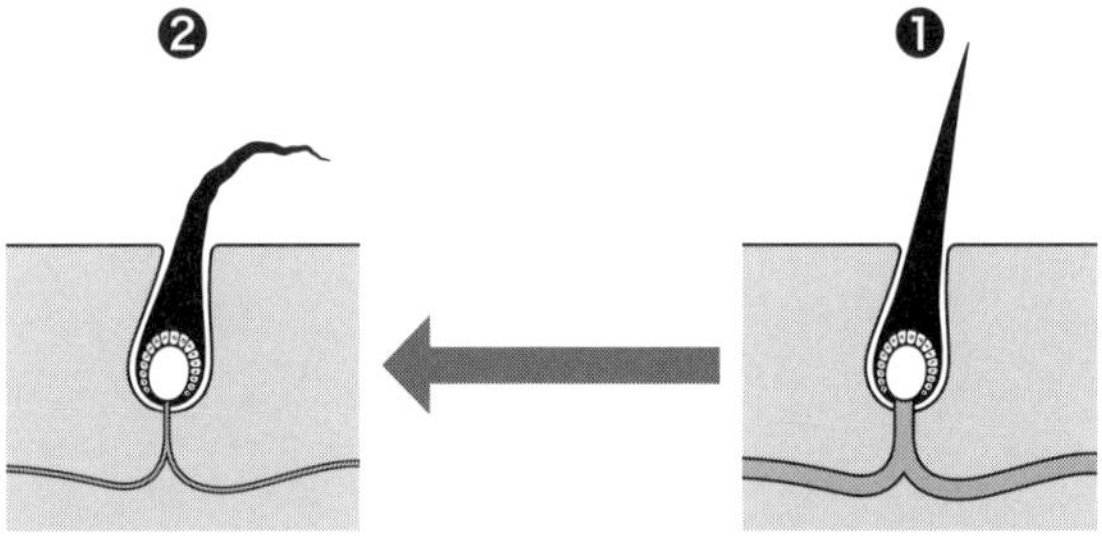

髪は毛細血管から運ばれる栄養素と酸素をエネルギーにしてつくられる。

ストレスを受けると、神経とともに毛細血管も収縮してしまうので、髪が慢性栄養失調となる。

血流が正常であれば絶え間なく供給される栄養素が不足気味な状態なので、栄養失調の患者に点滴を施すように、育毛エッセンスを1日数回塗布するようにする。

また、栄養失調が原因だからと髪の栄養注射などを施すと逆効果となる。

サプリメント等の摂取は、育毛を阻害する薬害脱毛につながる結果になるので、やめたほうがよい。

もちろん育毛器具などを使用する必要もない。

その方本来の毛量をとり戻すまでの時間は、ご本人が受けるストレスとの兼ね合いで大きく左右されるが、こまめな栄養補給を欠かさなければ、おおかた2～3年で本来の毛量となる。

・高齢者性脱毛症

慢性ストレス性脱毛も加齢による薄毛も、ともに毛母細胞が栄養失調の状態なので、対処法は同じである。

肌にも良い成分でつくられたシャンプー剤とコンディショナーを使用しての正しいシャンプー法を毎日、入浴が数日おきの方は入浴の都度実行して、毛母細胞への栄養補給を目的とした育毛エッセンスで1日数回の栄養補給を心掛ければよい。

髪の栄養補給のためのサプリメントや栄養注射や薬剤を用いれば手っ取り早いのではないかと考える方もいるが、私の経験では逆に深刻で回復困難な薬害脱毛症になってしまうので、おやめいただきたい。

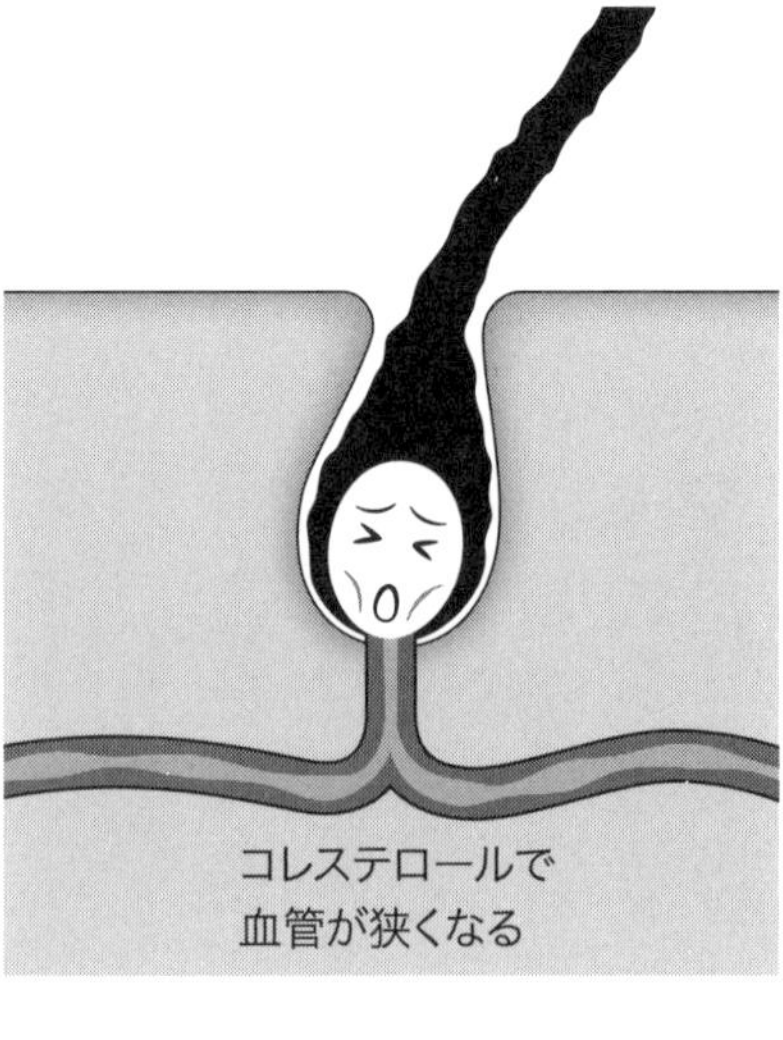

その方本来の毛量をとり戻すまでの時間は、整皮効果の高い頭皮トリートメント剤を併用して、2～3年である。なお、高齢者性脱毛は老化現象の現れでもあるので、毛量をとり戻した後も育毛エッセンスを使用したほうがよい。

・薬害脱毛

薬害脱毛を簡単にいうと、大小便や汗などで、排泄できなかった老廃物が原因で引き起こる脱毛症である。

したがって、この老廃物を取り出せばよいのだが、現実には皮下組織の中に溜まっている老廃物を取り出すのは不可能である。

しかし、医学者とは立場の違う私は経験と実績に基づいての対処法を実行できる強みがあり、独自の発想で薬害による脱毛の解消法を編み出してこれを実践している。

その解消法を大雑把にいうと、美容成分を皮下に浸透させるエステティック技術を応用して、逆に頭皮下の老廃物を除去するというもので、私が考案したまさに世界唯一の老廃物除去法である。

私はこの老廃物除去法をミラクルデトックスと名付けて、ルチアサロンで頭皮エステティックとして相談者の頭皮に施術している。

私自身も病の影響で何度か深刻な薬害脱毛に陥ったが、ミラクルデトックスのおかげで、本来の毛量を保っている。

本章では、このデトックス法で取り出された事例の一部を、ご本人の許可を得て紹介させていただく。

また、薬害脱毛についてルチアが相談者の皆様からの情報をまとめた表（120ページ）を紹介させていただくが、私自身はこの表中にすべてが表されているとは考えていない。髪に影響を与える摂取物はまだまだ多く存在すると考えている。

私は一人でも多くの方にこの現実を知っていただきたいと強く願っている。

薬害の方の頭皮の状態

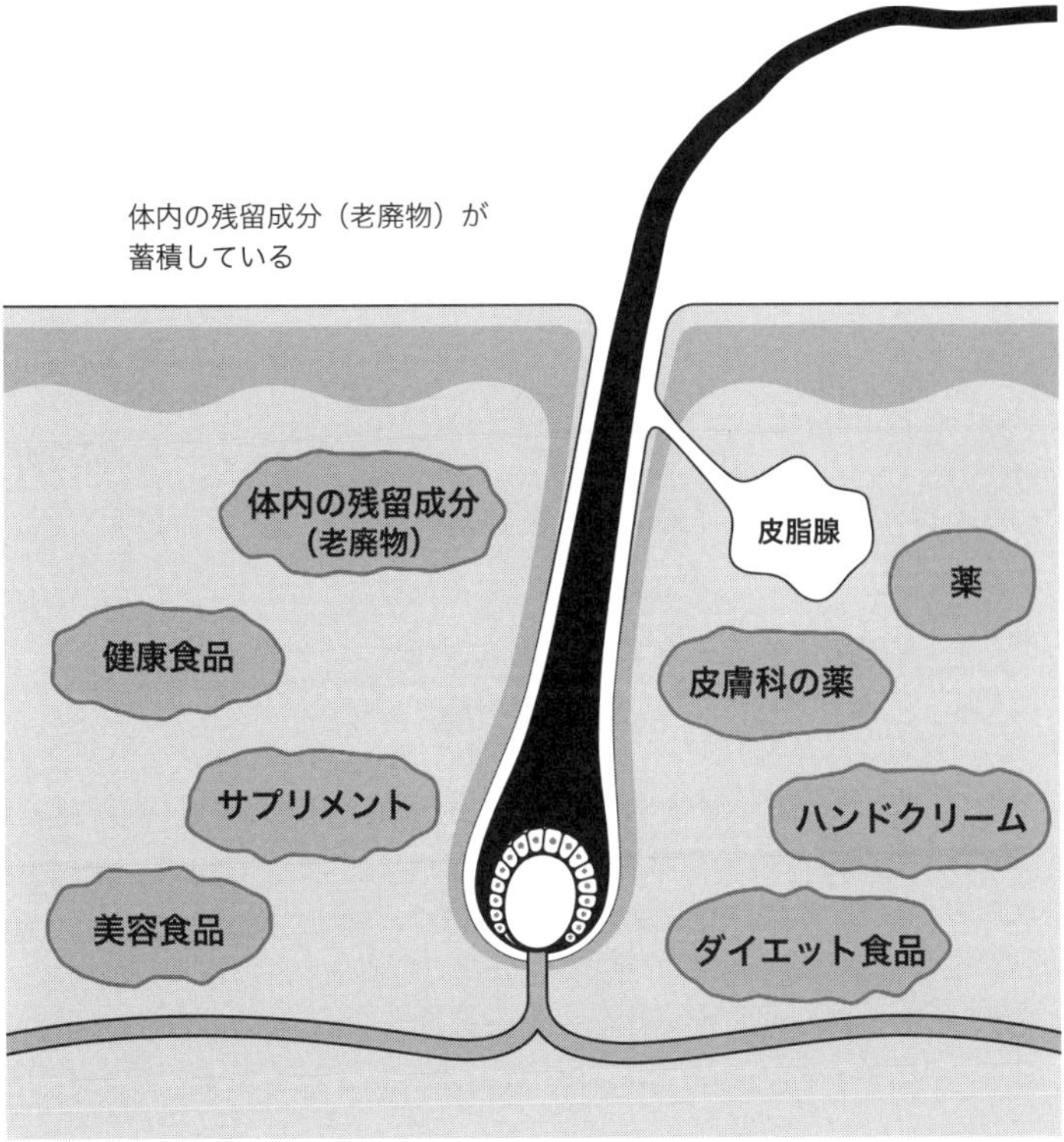
体内の残留成分（老廃物）が
蓄積している
体内の残留成分
(老廃物)
皮脂腺
薬
健康食品
皮膚科の薬
サプリメント
ハンドクリーム
美容食品
ダイエット食品

老廃物となって髪に影響しやすい摂取物

◆睡眠導入剤　◆精神安定剤　◆痛み止め
◆頭痛薬　◆筋肉増強剤　◆サプリメント
◆花粉症の薬　◆口内炎の薬　◆風邪薬
◆鉄剤　◆血圧の薬　◆ホルモン剤
◆皮下注射　◆湿布　◆目薬
◆飲むコラーゲン　◆健康食品　◆ビタミン剤
◆覚せい剤　◆ プロテイン　◆胃薬
◆整腸剤　◆便秘薬　◆漢方薬
◆処方薬全般（甲状腺の薬・肝臓の薬・腎臓の薬・心臓の薬 等）
◆美容食品　◆にきびの治療薬　◆アトピーの薬
◆かゆみ止め　◆ステロイド剤　◆塗り薬
◆ハンドクリーム
◆医薬品のシミ・美白クリーム
◆その他（健康、美容、治療を目的として意識的に摂取、塗布するもの）

薬害脱毛の方の頭皮下から抽出された老廃物

ミラクルデトックスによって抽出された老廃物は、このような状態でお客様にお見せする。皆様この老廃物が育毛の妨げになっていると納得されると同時に、ご自分の頭皮下にこのようにたくさんの老廃物が溜まっていたという事実に驚かれる。

（人によって抽出物の色や量、濃淡、形状が違う）

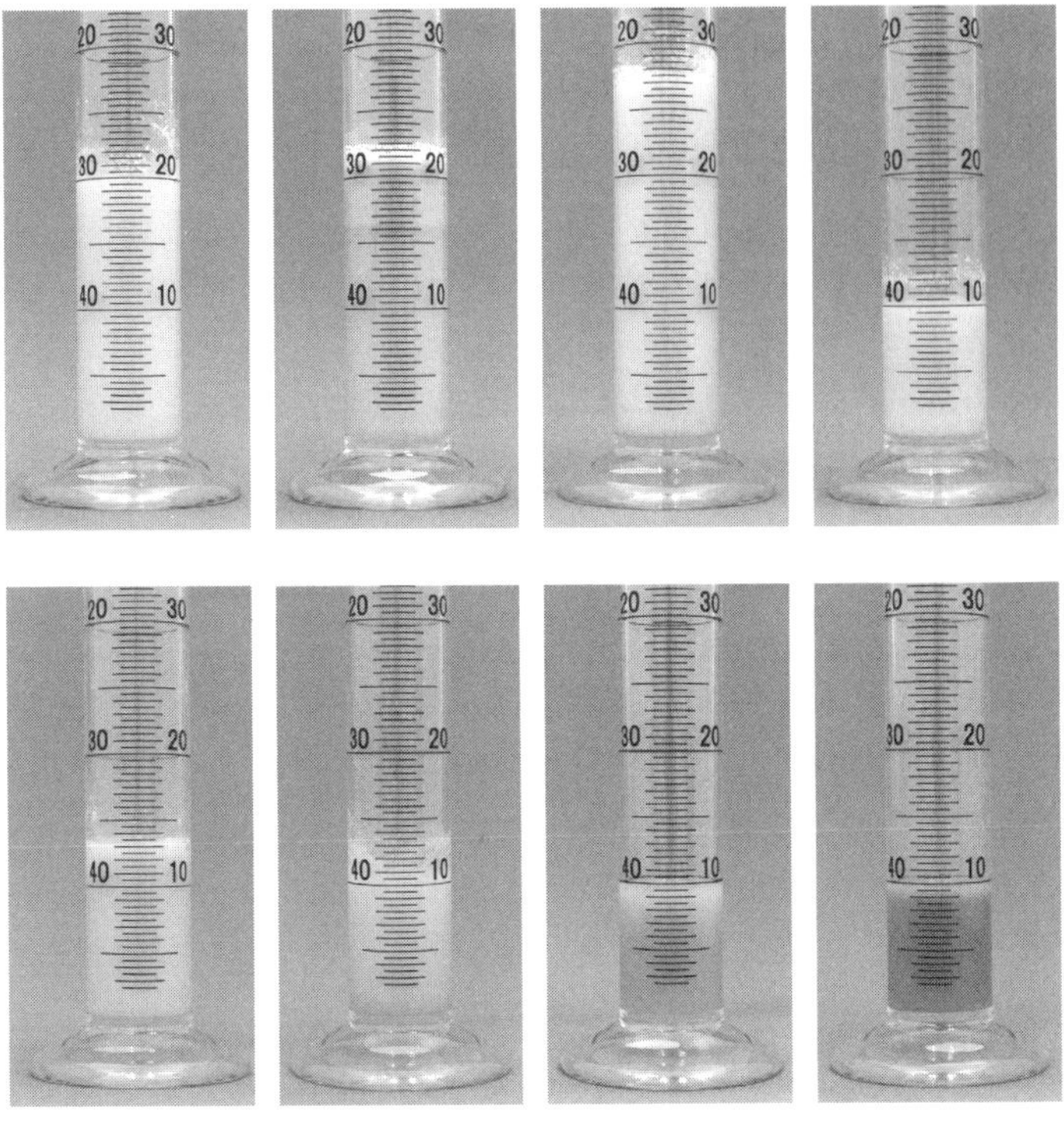

改善事例1

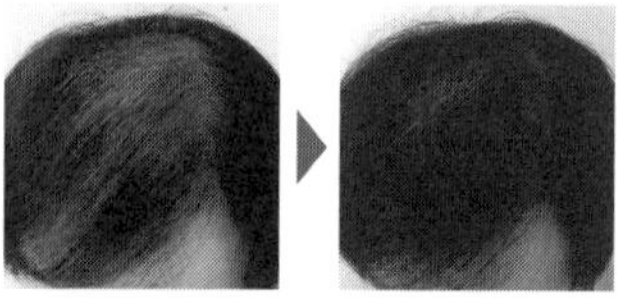

40代男性　約5か月

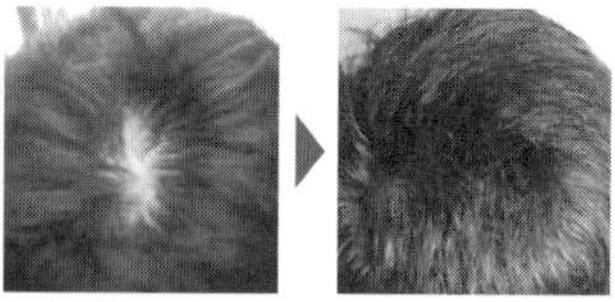

10代男性　約1年8か月

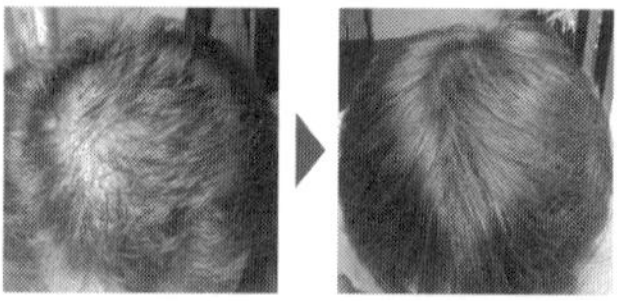

40代男性　約4年

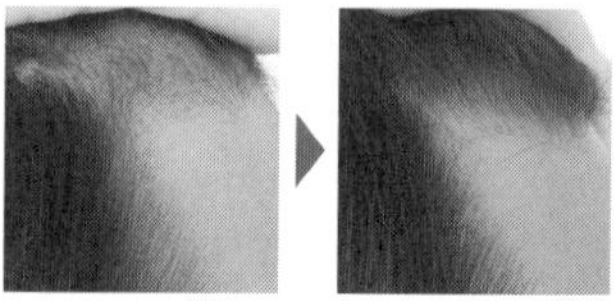

30代男性　約6か月

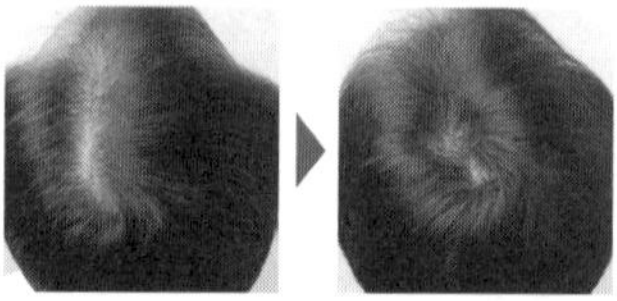

50代男性　約10か月

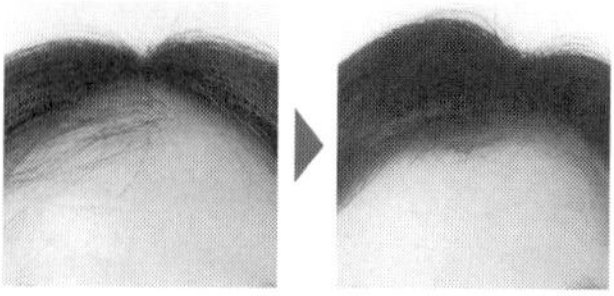

30代男性　約10か月

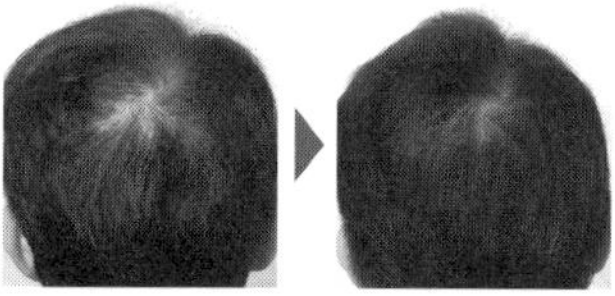

50代男性　約1年2か月

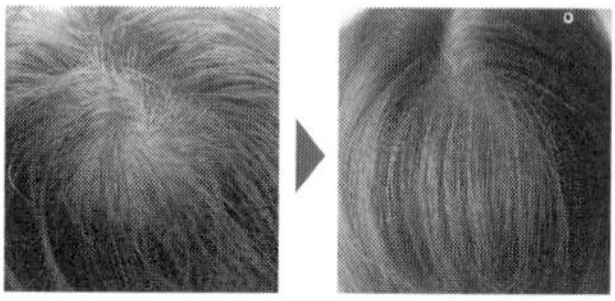

30代男性　約2年6か月

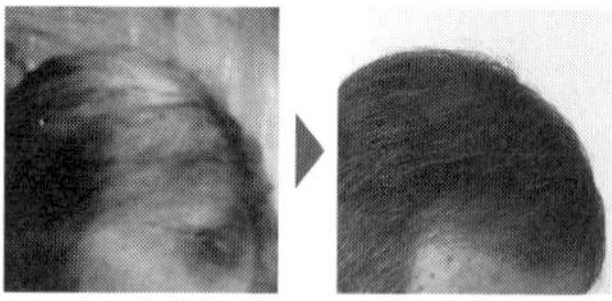

70代男性　約1年8か月

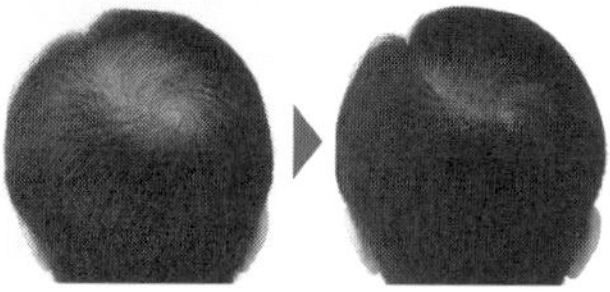

40代男性　約2か月

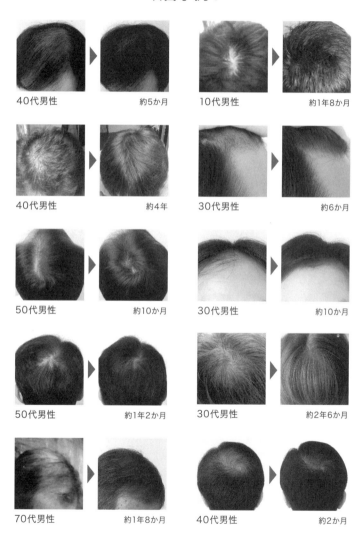

改善事例2

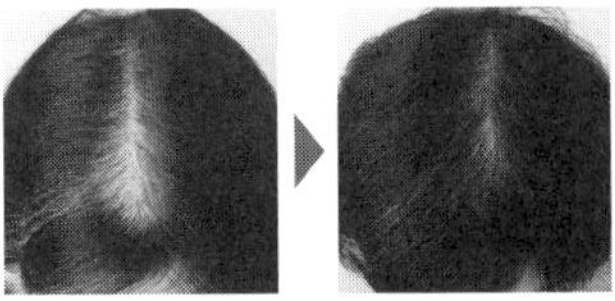

40代女性　約1年8か月

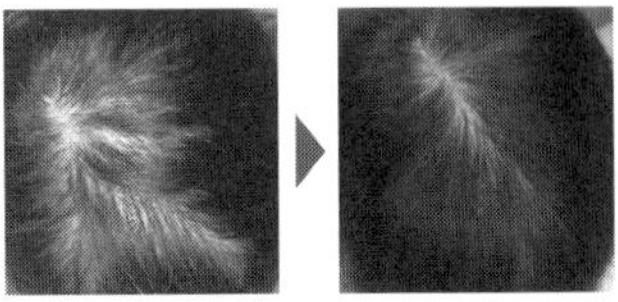

20代女性　約1年9か月

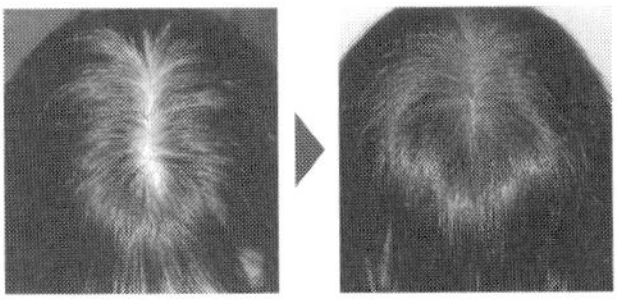

50代女性　約2年

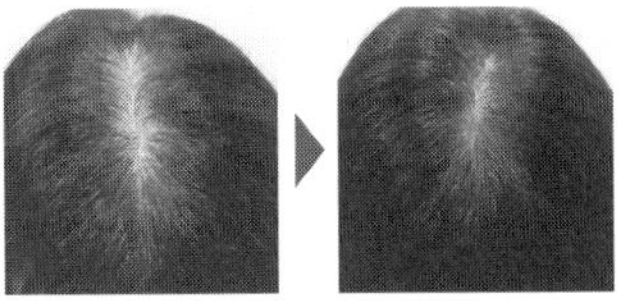

30代女性　約1年

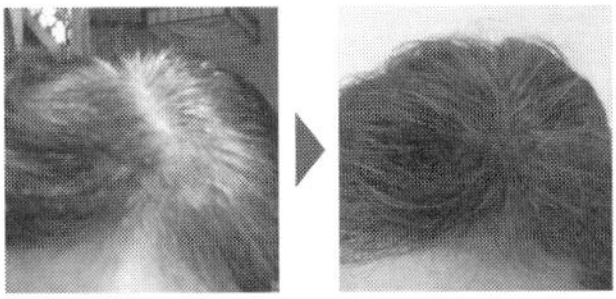

60代女性　約6か月

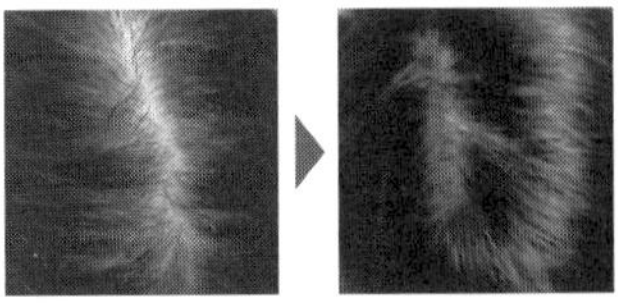

30代女性　約1年8か月

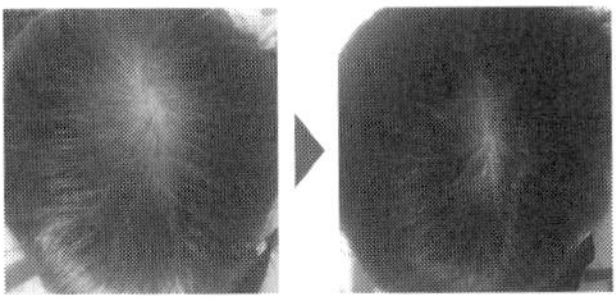

60代女性　約8か月

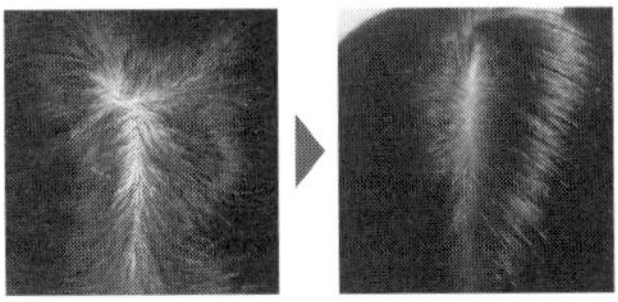

30代女性　約2年6か月

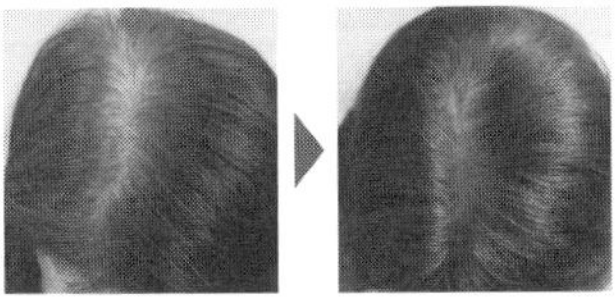

70代女性　約3年

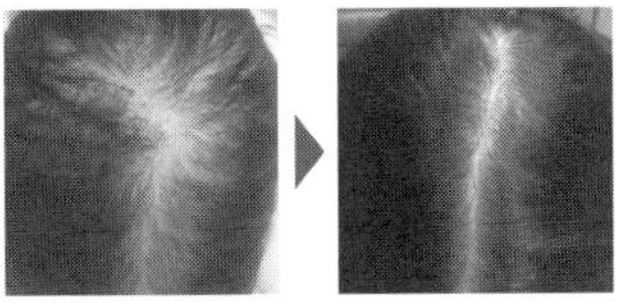

40代女性　約1年3か月

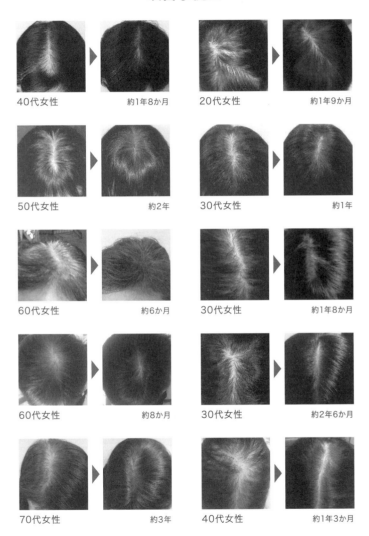

・皮下組織の損傷

皮下組織が損傷してしまうケースは「やってはいけない育毛法」の章で詳しく紹介しているが、髪の毛の土台である皮下組織に甚大なダメージがある方は、なるべくルチアサロンにお越しいただき、頭皮の状態をチェックされることをおすすめしたい。ご自身でのお手入れは、やはり肌にも良い成分でつくられたシャンプー剤とコンディショナーを使用した、正しいシャンプー法を実行して、毛母細胞への栄養補給を目的とした育毛エッセンスと整皮効果の高い頭皮トリートメント剤を1日数回塗布する。育毛エッセンスと頭皮トリートメント剤を塗布した後の頭皮面のマッサージは不要で、軽く擦り込むようにして頭皮面に行き渡らせるようにするだけでよい。

もちろん皮下組織回復のためと称する育毛器具などを使用する必要もない。

その方本来の毛量をとり戻すまでの時間は、皮下組織の損傷の度合いで大きく左右される。

皮下組織がケロイド化してしまった方などは、皮下組織が回復するのに長い時間がかかってしまう場合が多い。このケースは根気との勝負になる。

手間、ヒマ、お金をかけた分だけ時間がかかってしまう極めて皮肉なパターンである。

もっと簡単ハゲ予防

ここまで本書をお読みになっておわかりのように、私たちの体に備わっている髪の毛は毎日勝手に生え出て勝手に伸びる仕組みになっている。

その髪の毛が育つ環境（頭皮面と皮下組織）さえきちんと維持すれば、基本的に薄毛になることはない。

そしてこの基本をしっかりわきまえていればハゲ治しは簡単である。

私の悩みは、私がおすすめするハゲ治しが簡単過ぎて信じてもらえないことだが、実際に簡単なのだからあたかも難しいように伝えることなどできない。

そして何よりもハゲにならないためには、自宅で、

1．肌にも良い成分で作られたシャンプー剤とコンディショナーを使用して、毎

日その日の汚れをその日のうちに洗い落とし頭皮面を常に清潔で健康な状態に保ち、

2．加齢に伴い必要に応じて毛母細胞への栄養補給を目的とした育毛エッセンスを状態に合わせて使用する。

ただそれだけでよい。

機械、器具、薬剤などは一切不要である。

私は、育毛サロンなどに通うなどして、わざわざお金をかけて回復困難な脱毛症になってしまう必要はないと一人でも多くの方にわかっていただきたいと強く願っている。

第7章

ヘアケアの基礎知識

私が最もお伝えしたいのがこの章で、薄毛予防、ハゲ治しの方法が集約されているる章ともいえる。薄毛予防があまりにも簡単過ぎて拍子抜けすること請け合いだが、薄毛になってしまわないために、ぜひ、正しいヘアケアを身につけていただきたい。

ヘアケアの基本

一般にヘアケアといえば育毛剤を使用することと勘違いされがちだが、ヘアケアの基本は髪と頭皮の洗浄と保護である。

そして、薄毛になってしまう最大の理由がシャンプー法の間違いとシャンプー剤の選択ミスである。

本書をお読みいただいておわかりのように、髪の毛は体内で消化しきれず、かつ、大小便でも排泄しきれなかった毒素や老廃物を体外に運び出すために、毛母細胞の働きで毎日つくりだされている。

つまり、人が生きている限り放っておいても生え続けているのだが、この生まれたばかりの髪の毛はまさにうぶ毛で、私たちの目には見えにくい。

このようにしてつくり出された髪の毛が、成長して頭部の保温とクッションの役割を担って私たちの命の中枢ともいえる脳を護ってくれるのである。

私たちが行わなければならないヘアケアとは、このように勝手に生まれてくる髪の毛が無事成長毛に育つ環境を整えることである。

簡単にいうと、その日の頭皮の汚れをその日のうちにきれいに洗い落とすために肌にも良い成分でつくられたシャンプー剤を用いて、毎日シャンプーをすることがヘアケアなのである。そして、洗髪は、これも肌にも良い成分でつくられたコンディショナーの使用を以《もっ》て完結する。

その洗髪も方法を間違えると逆効果を招きかねないので、ぜひ正しいシャンプー法を身につけていただきたい。

正しいシャンプー（洗髪）の方法

はじめにお断りしておくが、ここにあげる洗髪法は、私がエステティシャンであった頃の経験で、髪と肌の主成分は同じという厳然たる事実を基に、肌にも良い成分を配合して製造している当社のシャンプー剤を使用する前提の洗髪法である。

正しい洗髪の手順は、次の通りである。

（1）髪と頭皮を温水で濡らす。

シャンプー剤を満遍なくゆきわたらせ、泡立ちをよくするためである。

必ず髪を濡らしてから使用するようにする。

（2）シャンプー剤を適量手のひらに取り、もう一方の手指の腹で頭皮に塗りつ

ける。

シャンプーの基本は頭皮の洗浄なのでシャンプー剤を頭皮数か所に少しずつ塗るとよい。

（3）爪を立てないようにして両手指の腹で頭皮全体をこすり洗う。

耳の周りには育毛に関係の深い血管が通っているので、この血管壁の汚れを落とすつもりで、忘れずにこすり洗う。

頭皮をくまなく洗うと、その泡で髪の毛はきれいになるので、意識的に髪を洗う必要はない。

逆に髪の毛だけをもみ洗いすると、髪の毛の表面を覆っている硬いキューティクルがぶつかり合って切れ毛や枝毛の原因にもなる。

頭皮をこすり洗いする強さは、理容室や美容室で受ける際の洗髪を参考にすればよい。

この頭皮のこすり洗いは、毛細血管の健康保持にもなる。

シャンプー剤をつけたまま、あまり長時間頭皮をこすり洗う必要はない。

また、シャンプー剤を泡立ててから洗う人もいるが、そうすると頭皮の汚れがきちんと落とせないので、やめたほうがよい。

私の知人に、有名育毛サロンの指導にしたがって毎回5分以上も頭皮を洗い続けたために、かえって頭皮を傷めてしまい、長い間皮膚科に通っていた方がいたが、そんなバカげた指導をする育毛サロンが今も存続しているのだから嘆かわしい限りである。新陳代謝が活発な児童でも、ものの10秒のこすり洗いで十分汚れ落としができることを忘れないでいただきたい。シャンプー剤を塗り付けた後の頭皮のこすり洗いは30秒以内がちょうどよい。

シャンプー

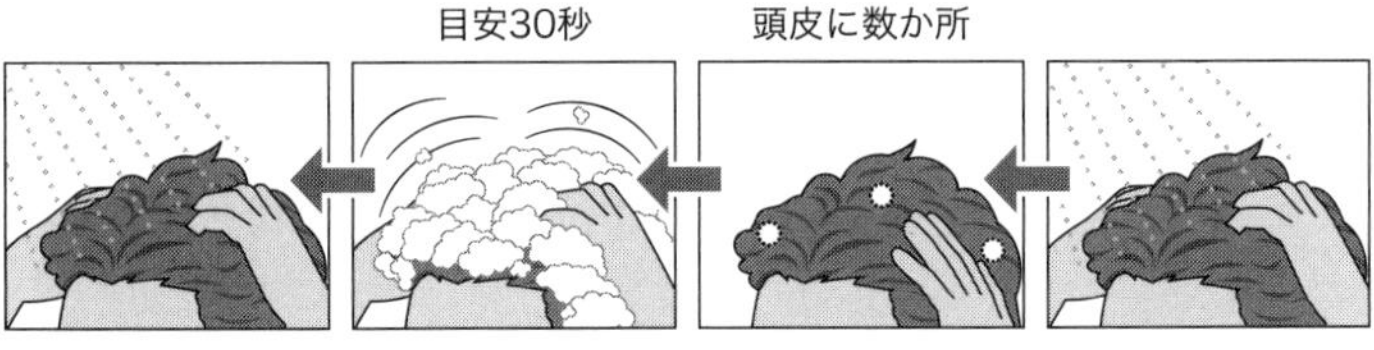
濡らす
付ける
強くこすり洗う
しっかりすすぐ

（4）念入りにすすぐ。

シャンプー剤は、髪と頭皮の汚れとともに脂分も取り除く。その成分が髪や頭皮に残ると、フケ、枝毛、切れ毛などの原因となる。すすぎはシャンプー剤の成分を残さないよう、くれぐれも念入りにしたほうがよい。

よほどひどい汚れでなければ、二度洗いの必要はない。

（5）コンディショナーを髪の毛だけに塗り、1、2分おいてから簡単にすすぐと、保護成分が頭皮にも満遍なくゆきわたる。

コンディショナーはすぐに洗い流すよりも、少し時間をおくだけでコンディショニング効果が倍加するので、なるべく時間をおくほうがよい。

また、薄まったコンディショナーの成分によって、髪と

コンディショナー

目安5~8秒

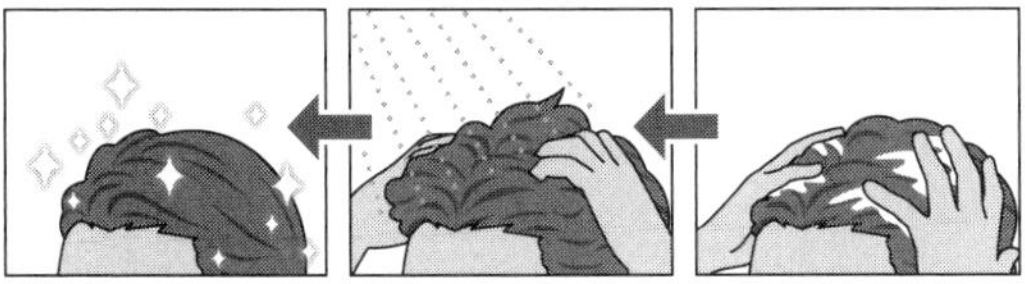

髪と頭皮を保護する乳液となる　軽くすすぐと　髪に付ける

頭皮が保護されるので完全にすすがないようにする（頭皮に悪影響を及ぼす成分が配合されたコンディショナーなどを使用した場合は、この方法は当てはまらない）。

洗髪はコンディショナーの使用で終了となる。

脂性の方も必ずコンディショナーを

一般に脂性の方は、コンディショナーを使いたがらないが、コンディショナーは洗髪後の髪と頭皮のpH（アルカリ、酸性度）を整えるとともに櫛の通りを滑らかにし、さらに髪と頭皮にうるおいを与える。

頭皮を含む人の肌は、弱酸性の状態が最も望ましいが、洗髪直後の髪や頭皮はアルカリ度が強くなる。

頭皮がアルカリ性の状態になると、フケ、かゆみなどのトラブルが起きやすくなる。そのために洗髪直後の頭皮は保護機能が働いて、皮脂を大量に分泌して猛スピードで皮脂膜（保護膜）を形成する。

皮脂は本来、保護膜形成のために分泌されるものであるが、分泌量が多過ぎてもよくない。コンディショナーを洗髪後に使用すれば、人工的な保護膜がつくられるので、必要以上の皮脂分泌が抑えられる。つまり脂性が改善されるのだから面倒がらないで、必ず使うようにしたほうがよい。

皮脂膜の最も大きな役割は、頭皮の呼吸を妨げることなく表皮水分を保持することである。その目的に見合うように、コンディショナーは、レシチンやヒアルロン酸などが配合されているものが理想的である。

しかし、市販のコンディショナーは皮脂膜のような保護の働きはせず、単に櫛の通りをよくするための油膜をつくり、かえって頭皮の呼吸を妨げるものが多いので注意が必要である。

シャンプー（洗髪）の回数

ある日私のもとへ「シャンプーするたびに髪の毛が大量に抜けて困っている。頭がかゆいし、フケが止まらない」と深刻な様子で相談にみえた方がいる。話を聞いてみると、驚いたことに彼は、1週間に1度しか髪を洗わないのに、「自分は頻繁に洗髪をし過ぎるから抜け毛が多くなった」と信じ込んでいるのだ。

しかしシャンプーは、すでに述べたように髪を洗うのではなく、頭皮を洗う行為である。

頭皮は顔や体の皮膚の延長であり、お風呂に入った際に体は毎日洗っても、頭は2日おきとか、3日おきでよいと考えるのはおかしい。まして1週間に1度のシャンプーではトラブルが起きて当たり前である。

頭皮は、衣服を纏《まと》った肌よりも汚れやすい環境にあり、洗顔のたびにシャンプーをする必要はないが、入浴の都度きちんと行うべきである。特別に汗をかいた日などはなおさらである。

いつまでも健康な髪を保つには、髪と頭皮をいつも清潔に保つのが一番である。肌にも良い成分でつくられたシャンプー剤とコンディショナーを選んで、毎日シャンプーするようお勧めする。

毛穴の中の皮脂は洗えない！

毛穴の中の皮脂を洗い落とすとよいと思い込んで、皮脂を徹底的に洗い落とす洗浄力の強いシャンプー剤や洗髪用ブラシをを使用して長時間頭皮を洗う人が後を絶たないが、この行為は「薄毛まっしぐら街道を全力で走っているような行為」である。

分泌された直後の皮脂と分泌途中の皮脂が、ちょうど毛穴をふさいでいるように見えることからはじまった誤解から生まれた、間違った洗髪法である。

そもそも人体の仕組みと構造では毛穴の中の皮脂が洗えるはずがない。

人の髪の毛はおよそ10万本あるといわれている。

その髪の毛はもちろん毛穴から生え出ており、毛穴のひとつひとつに備わっている皮脂腺は、ちょうど洞穴の中の横穴のようになっている。

この皮脂腺は体内の皮下組織の一部であって頭皮表面に存在するものではない。

その中にある分泌される前の皮脂は、たとえていうと分泌される前の唾液のようなものでこれを洗い落とすことなどできはしない。

毛穴の中の皮脂を洗い落とそうという行為は、尾籠《びろう》なたとえで恐縮だが、排泄される前の便を洗い落そうとして、肛門を洗浄力の強い石鹸などで長時間洗うようなもので、便が洗い落とせないばかりか肛門が荒れてしまう結果になるのは明白である。

近年の薄毛の大きな要因が、この皮脂を徹底的に洗い落とそうとする強いシャンプー剤を使用しての間違ったシャンプー法であることを心していただきたい。

育毛剤の役割

清潔で健康な頭皮からの皮膚呼吸が保証されると、新毛は立派な成長毛に育ってゆく。

髪の成長の源は、清潔で健康な頭皮と、髪の毛よりもさらに細い毛細血管を通して、毛母細胞に供給される酸素と栄養素である。

毛細血管に異常が生じてしまうと、毛母細胞に栄養が十分に届かず、髪の毛は成長できなくなる。

また、年齢が高くなり、毛細血管にコレステロールなどが溜まりはじめると、毛母細胞に供給される栄養素が少なくなるので、髪が細くなるという現象は避けられない。

丈夫な血管からの絶え間ない栄養補給は、髪の成長に欠かせないもう一つの絶対条件であるが、なんらかの理由で毛母細胞へ充分な栄養が行き届かなくなって、髪の毛が細くなったり抜けたりするのであれば、髪の毛を護るために毛母細胞に対して人為的に栄養補給をすればよい。

つまり、髪の毛に必要な栄養素を主成分にしてつくられた育毛剤を使うようにすればよいわけである。

したがって私が考える育毛剤の唯一絶対の役割は、働きが弱くなった自律神経や毛細血管に代わる、毛母細胞への栄養補給である。

そして発毛のカギをにぎるのはシャンプー剤と、もうひとつ、コンディショナーである。コンディショナーはシャンプー後の髪と頭皮を保護し、皮下組織の負担を軽減させる目的で使われる（136ページ「脂性の方も必ずコンディショナーを」参照）。

育毛剤の効果的な使用法

これまでに述べてきたように、育毛剤の役割は、髪の毛の成長に必要な養分の補給である。

毛細血管や血流に問題がなければ、絶え間なく受ける養分の補足であるのだから、髪の状態によって、当然使用量が異なる。

栄養失調の状態にある病人に対して、その度合いによって、栄養剤の点滴の量を調整するのと同じである。

育毛剤は、

・中年以上の方の髪の毛の現状維持が目的なら、1日2回の使用

・脱毛の自覚がある方の髪の毛の回復が目的なら、1日4~5回の使用

が適当である。

ただし、脱毛などのトラブルがないのに使用する必要はない。

育毛剤は、頭皮の化粧水のようなものとお考えになるとよい。化粧水を顔に塗った後、マッサージをしないように、育毛剤を頭皮面にゆきわたらすつもりで、指の腹で軽くさするだけでよい。

育毛剤はトラブルが起きてから使えばよい

昨今の日本ではなぜか、ヘアケアは育毛剤を使うことだと考えている方が多い。しかし髪と頭皮の健康な方が、保全の意味で育毛剤を使う必要はない。ヘアケアの基本は洗髪であり、髪と頭皮を清浄に保つのが真のヘアケアである。髪と頭皮の汚れを放置しないようにして、髪にとってよくない成分がたくさん配合されたシャンプー剤等を使わなければ、基本的に髪のトラブルは起きない。

さらにスタイリング剤などで頭皮の呼吸を妨げないよう注意すれば、若く健康な方のヘアケアはそれだけで完璧である。

トラブルもないのに育毛剤を使うのは、がんを患う前に抗がん剤を服用するようなものである。

育毛剤は、脱毛症を自覚していたり、年齢を重ねて体力の衰えを実感してから使うようにすればよい。

第8章　髪の毛の寿命

髪が気になり始めると抜け毛に過敏になるが、抜け毛は実は子どもの頃から毎日発生している。ほとんどの人がその事実に気づいていないために、間違ったヘアケアに走りがちになるが、そうならないために髪の寿命と毛周期について詳しくお伝えする。本章をお読みになって少々の抜け毛など気にしないでいただきたい。

髪の誕生

髪の毛は、約28層にわたって構成される表皮の角質が変化してできたものである。

角質が髪の毛に変わる最初の過程で、表皮がへこん

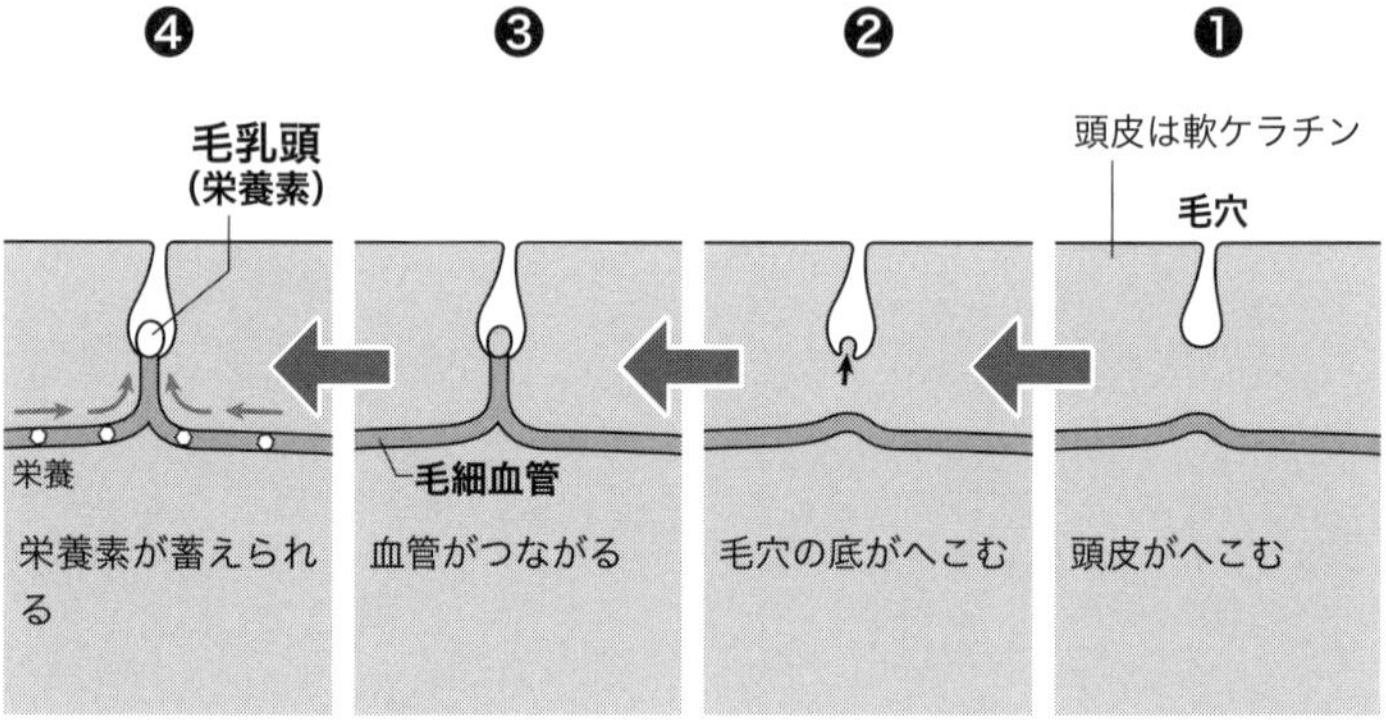

で毛穴（毛嚢《もうのう》）となり、その毛穴の周りの細胞が変化して毛母細胞になったと考えられている。

これらの細胞は、当然、表皮の一番外の角質細胞と同じものである。

この角質細胞の主成分はケラチンという蛋白質である。ケラチンはおよそ20種類のアミノ酸が結合してできた蛋白質であり、軟らかいものと、硬いものとがある。

表皮の角質細胞の主成分であるケラチンは軟らかいが、角質が変化してできた毛母細胞がつくり出す髪の毛のケラチンは、脳を護る目的に沿うように硬いケラチンに変化する。毛穴の中には毛の根っこ（毛根）があり、一番下側は球形に膨らんでいるので、毛球と名付けられている。この毛穴は、毛根をつつむ袋だと考えてもらえばよい。

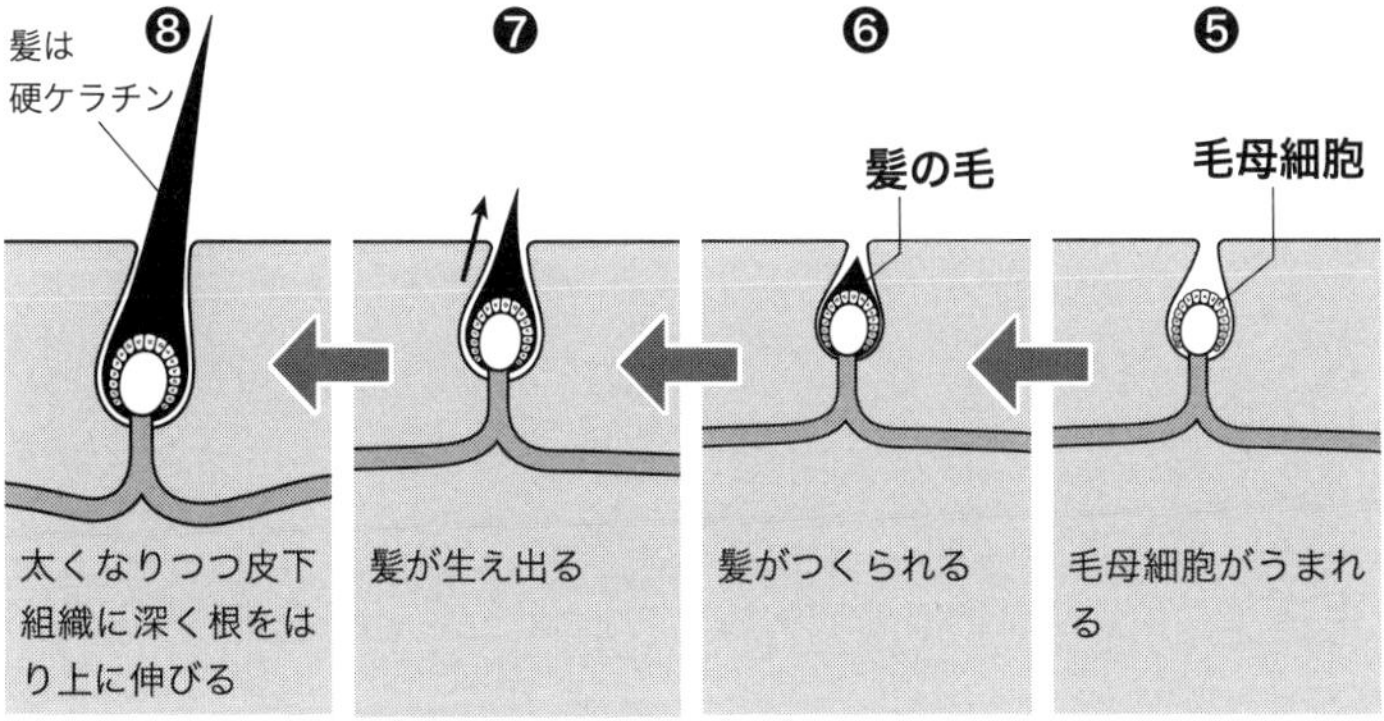

毛球は内側にへこんでおり、このへこみが毛乳頭《もうにゅうとう》と呼ばれているところである。毛乳頭には毛細神経と毛細血管がつながっていて、髪の毛に必要な栄養分が送り込まれる。毛乳頭は送り込まれた栄養素を貯える場所で、栄養素が貯えられた毛乳頭は、貯えられた栄養素によって粘っている。

毛乳頭の外側にあるのが、毛母細胞であり、毛母細胞は毛乳頭を通して毛細血管から送り込まれたさまざまな栄養素を受け、髪の毛をつくり、同時に、すででき上がっている髪の毛を上に押し上げるので、髪の毛は必然的に上へ伸びていく。

このように髪の毛が伸びる現象は、毛母細胞の絶え間ない働きによってもたらされるものなのである。

髪と肌の成分は同じ

私たちの目には全く違うように見える肌と髪の毛であるが、肌と髪の毛は、軟《やわ》らかい、硬いの違いはあっても、ともにケラチンという蛋白質を主成分にしてできている。

つまり、髪の毛も肌も同じ成分でできているのである。

また、頭皮がへこんで毛穴がつくられ、その毛穴が変化して髪の毛がつくられているわけだから、頭皮の状態が悪ければ当然発毛量が少なくなる。

女性が化粧品に神経を使うように、頭皮の健康度を左右するシャンプー剤は、絶対に肌にも良いものを慎重に選ぶべきである。

毛周期の神秘

人の一生が、「乳児期」、「幼児期」、「青年期」、「壮年期」、「老年期」とあるように、髪の毛も「発毛期」、「活動期」、「退化期」、「休止期」と段階があって、やがて寿命を終えて自然脱毛に至る。

このサイクルを毛周期と呼ぶ。

毛周期には個人差があり、髪の毛の伸びの早い人の毛周期は短く、伸びの遅い人は長くなっていて、髪の毛が必要以上に伸びないように調節されている。

髪の毛の伸びる早さは、人によってまちまちであるが、伸びの早い人では1か月に1・5センチ（1年で約18センチ）、伸びの遅い人では1か月、0・5センチ、平均すると1か月に1センチ、1年で約12センチぐらいであるといわれている。

かりに1年で約12センチ伸びる人が、生涯を通じて一度も切らないで髪の毛を伸ばしたとしても、実際にはその人のお尻の下まで届くようなことはない（ただしまれに例外もある）。

髪の毛に寿命があるのはつぎのような、実に神秘的な理由によるものである。

その昔、人類が自然の中で生きていた頃、人びとは今日のように衣服を纏わないで生活していた。その頃の人の髪は「脳を護る」だけではなく、「背後に長く伸び、人体を保温する役割」も担っていた。それと同時に髪の毛は「背後からの衝撃を柔らげ、心臓や肺臓などの器官を保護する」役割も兼ねていた。

これらの役割ゆえに髪の毛は腰の下まで伸びる必要があったが、お尻から下に伸びると歩行の妨げになるので、それ以上は伸びないように、毛周期によって調節されているのである。

髪の毛に寿命があるのは、お尻の下には護るべき内臓器官がない上、歩行の邪魔になるので、伸びる必要がないという意味合いもある。

万物の創造主の大いなる智慧《ちえ》ともいえる神秘的な現象である。

そしてこの仕組みは人が生きている限り変わらないし、性別によって変わるものでもない。

髪の仕組みと構造は、男も女も大人も子どももも皆同じである。

正常な毛周期による発毛のメカニズム

毛周期によって寿命のきた毛髪が自然脱毛する場合は、自然脱毛する数か月前から髪の毛は伸びなくなる。この期間を「髪の退化期」と呼ぶ。

退化期はおよそ1か月で、退化期に入ると毛根は次第に小さくなり、同時に控えの毛母細胞が新しい毛をつくりはじめる。毛根が小さくなっても髪はすぐには抜けず、次の新毛が完全にでき上がるのを待つ。この期間を「髪の休止期」と呼ぶ。

髪が休止期に入ると、脱毛する髪に代わる新生毛が頭皮の下で育つ。

頭皮の下で育った新生毛は休止期を終えた髪の毛が抜けると同時に頭皮面に現われる。

およそ10万本あるといわれる人の髪の毛の寿命には個人差があり、平均5～10年であるといわれている（3～6年という説もある）。

この毛周期による抜け毛の量を、単純に計算してみると、

仮に毛周期を5年と考えた場合、1日に54・7本
毛周期を7年と考えた場合、1日に39・1本
毛周期を10年と考えた場合、1日に27・3本となる。

このように髪の毛は毎日自然に脱毛し、同数の毛が新たに生える。極端な言い方をすると、髪の毛は抜けるために伸びているという論法もなりたつ。

また実際には、抜け毛は毎日平均して起きるのではなく、季節や時間によって多くなったり少なくなったりする。大雑把にいうと、夏と冬は抜け毛は少なく、春と秋には多くなる。

夏に抜け毛が少ないのは、強い日射しを遮蔽《しゃへい》し、脳に伝わる温度を調節するために、なるべくたくさんの毛を必要とするからである。

冬に抜け毛が少ないのも同じような理由で、寒さから頭部を保護し、体温を保つためにたくさんの毛が必要となるからである。春と秋に抜け毛が多くなるのは、春には夏に備え、秋には冬に備えて、健康な新毛をより多く発生させるための生理作用である。春と秋に抜け毛が多いのは、毛周期が正常である証拠である。

正常な毛周期による発毛のメカニズム

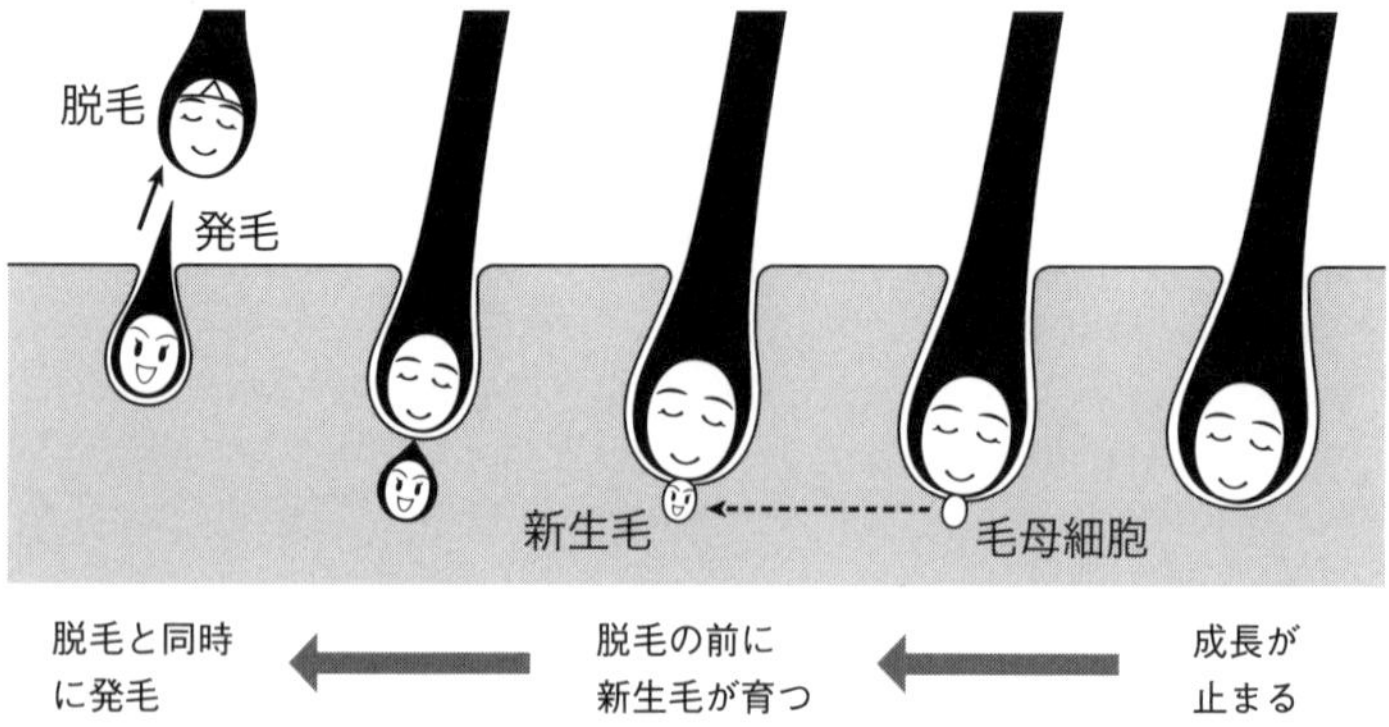

脱毛症における発毛のメカニズム

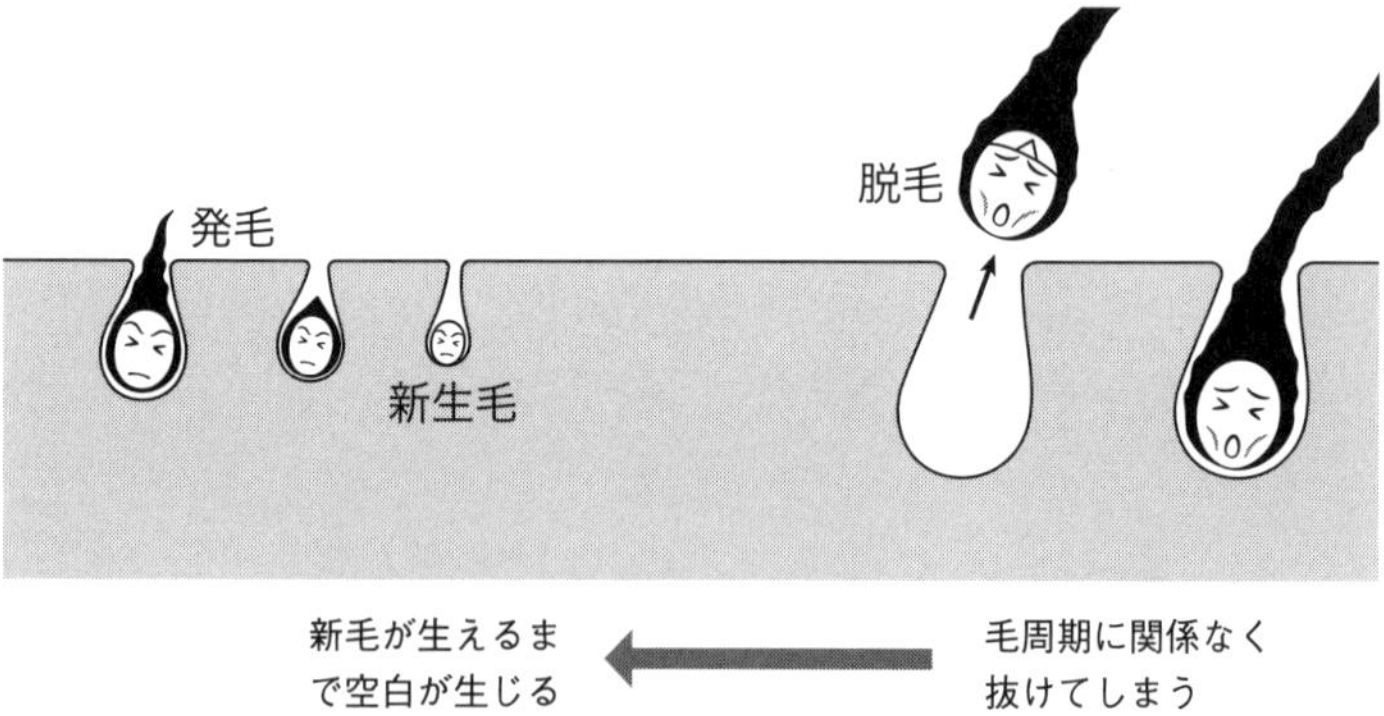

第9章

やってはいけない育毛法

頭皮を叩いてはいけない

多くの人は、マスメディアの情報を何の疑いもなく素直に受け入れる傾向が強い。そのため、今日《こんにち》、回復困難な脱毛症を日本にはびこらせてしまったのは、他ならぬマスメディアであるといっても過言ではないだろう。このように書いてしまうと反発を受けそうだが、事実なのだからご容赦願いたい。

その一例が、「ブラシで頭皮を叩くと血行が促進されるので、脱毛予防や育毛になる」という見当違いな情報である。

この情報が氾濫した当時のマスメディアは、ご丁寧にも画面上に頭皮を叩いた場合の血流の変化を表したイメージ図まで挿入し、いかにも論理的であるかのように示しながら、多くの視聴者に「この方法によってのみ髪の毛は回復する」と信じ込ませた。テレビ画面は予想通り、絶大な説得力を以《もっ》て視聴者に受け入れられたのであるが、これを実践した人たちの結果は悲惨であった。

頭皮を叩くと、神経が通っていれば痛みが走る。痛みは、危険を知らせる警告信号であり、体からの拒否反応を示しているのはいうまでもない。

たとえば、刃物で指を切ると痛いが、この痛みは、「大切な血液が流れ出した」ことを知らせる警告信号であり、「刃物で切るのをやめるように」という拒否反応なのである。同様に、頭皮を叩いて「痛い」と感じるのも、『叩く』のはダメという否定信号なのである。

頭皮の下には、柔らかな肉質組織である皮下脂肪組織、毛細血管、毛細神経、毛胞、毛嚢、皮脂腺、汗腺、起毛筋などのさまざまな細胞や機能を内包している。そして、これらを一括して『皮下組織』と呼ぶ。

皮下組織は、固い頭骸骨と頭皮にはさまれているので、頭皮を叩き続けると、皮下の柔らかい組織が傷むだけでなく、ときには完全に破壊され、やがて皮下組織そのものが回復不能になってしまう。すると、失われた組織に代わって皮膚（頭皮）が次第に厚く固くなる。

植物の種を鉢に植えると、芽を出した種は土中深く根を張りながら大きくなる。

しかし、根を張る土がないと植物は決して大きく育たない。（100ページ参照）。

髪の毛も同様で、発毛したうぶ毛が、毛球を皮下組織の深部で膨らませ、栄養供給を受けながら成長する。その肝心な皮下組織が破壊されてしまった頭皮では、健康な髪の毛が育つはずもなく、髪の毛を蘇生させるのもほとんど不可能に近いほど難しくなる。

ただ、人間の体には自然回復機能が備わっているので、皮下組織の破壊行為をやめ、頭皮の改善を心がければ、改善に伴って皮下組織も回復する。

回復に要する時間は、破壊の度合いや年齢、体質により個人差があるが、焦りは禁物である。回復はゆるやかだが皮下組織が復活すると、必然的に髪の毛は再生する。わざわざ痛い思いをしてまで、回復困難な脱毛症を招く必要はない。

ブラシ、パッティングマシン、その他いかなる方法であろうと、頭皮を叩いてはならない。

頭皮をたたいてはいけない

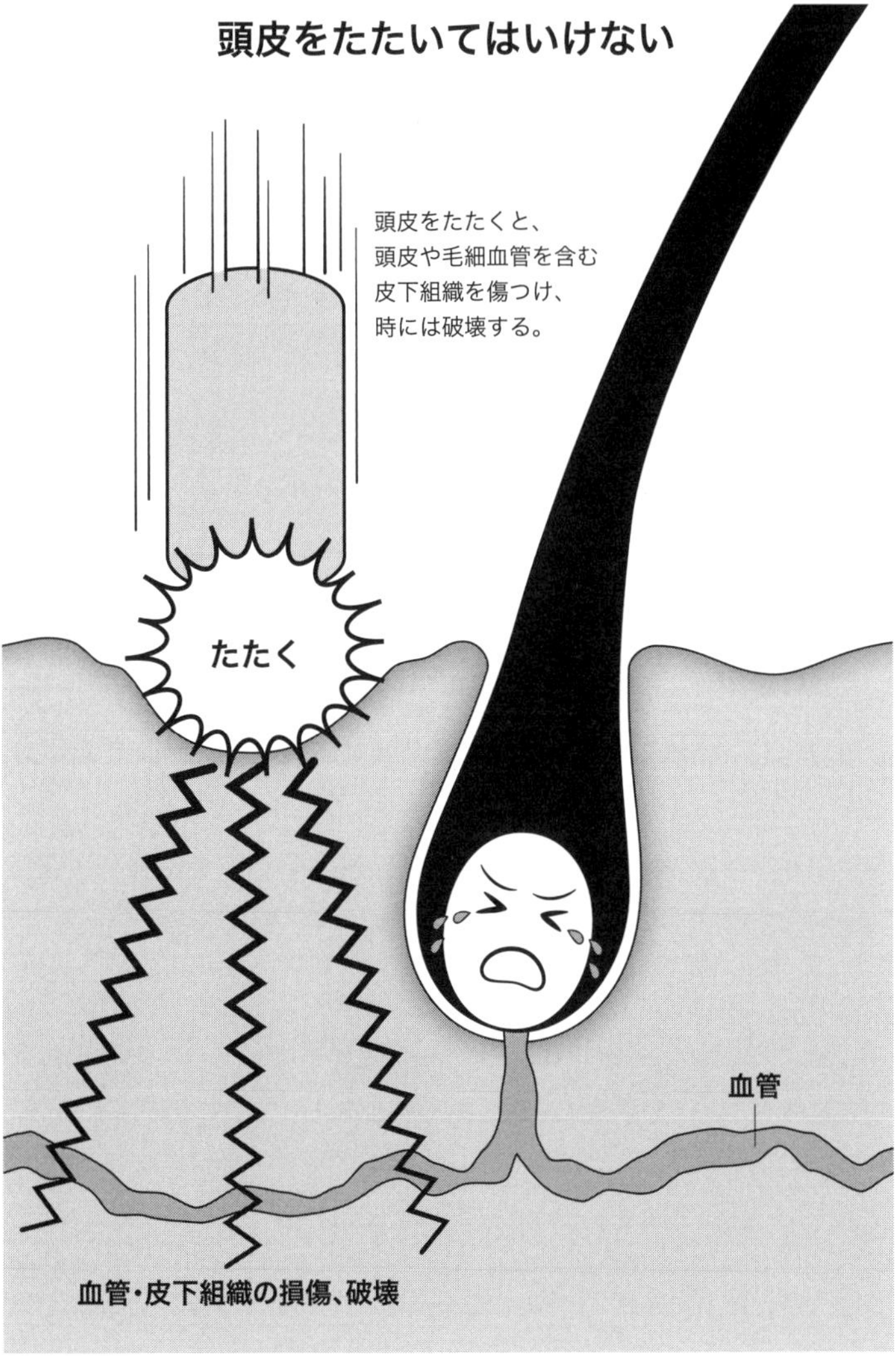
頭皮をたたくと、
頭皮や毛細血管を含む
皮下組織を傷つけ、
時には破壊する。
たたく
血管
血管・皮下組織の損傷、破壊

皮脂の取り過ぎはあらゆるトラブルの元

皮脂の取り過ぎは、脱毛症の最大の要因となる。

当社を訪れる相談者の中には、育毛サロンに通いつめて、回復困難な脱毛症になってしまった方もたくさんおられる。その中の一人の方は、恵まれた容姿からかえって髪を気にされてしまい、その結果脱毛症を発生させてしまったようだった。

その方にお話を伺ったところ、内容は他の相談者と大差なかったが、今までに支払った費用が、８００万円にものぼるというのでビックリした（家一軒分も費やしたと言いながら泣いた相談者もいた）。

ちなみに、育毛サロンなどに通われた大半の方が、２００万円以上の費用を支払っている。その中には学生もおり、百数十万円のローンを組んだという。なんとも豪勢で気の毒な話である。

皆さん一様におっしゃるのが、

「最初はそれほどひどくなかったが、抜け毛が気になって、脱毛予防の目的でサロンに行ってみた。そこで、拡大スコープを用いた頭髪診断を受けた。画面に大きく写し出された頭皮を見ると、シャンプーした直後なのに髪の根元に皮脂が認められた。さらに、ところどころに、色の薄い髪があり驚いてしまった。《育毛カウンセラー》と称する担当者から『このままでは近い将来必ずハゲになる』といわれた。実際に髪の根元の皮脂や、健康な毛に混ざった細い毛を見てしまった後なので、本当にハゲになってしまうのではないか？　と不安でいっぱいになって、いわれるままに高額な料金を払って商品を購入し、サロンに通い、ケアを忠実に実行したけれど、脱毛は止められなかった」

というものである。

まるで、ドラマの脚本を読むような錯覚にとらわれてしまうほどワンパターンな進行であるが、さらに尋ねると、相談者によって支払金額が違うらしく、これはうがった見方をすれば、「人を見て、料金を設定」しているともいえそうである。

さて、それらのサロンで施されるのが、「育毛の大敵であり、脱毛症の犯人である皮脂を徹底的に取り除く」という作業である。

サロンによって方法はまちまちで、中には大掛かりな機械装置に囲まれて、鍋のようなものをかぶせられ、皮脂を吸引するサロンもあるという。

ともあれ、たとえどのような方法であっても、皮脂を根こそぎ取る行為を繰り返せば、いずれ深刻な脱毛症につながる。

①洗浄力の強いシャンプー剤を使用する
②1日に何度もシャンプーする
③洗髪用ブラシで頭皮を洗う
④育毛サロンなどで皮脂を根こそぎ取り除く
⑤高圧水流などで皮脂を取る
⑥シャンプー前に皮脂を溶かす

などなど、あらゆる方便や方法が考案されているが、方法のいかんを問わず、必要以上に皮脂を取ろうとすると、確実に脱毛症を引き起こすので、くれぐれもご留意いただきたい（178ページ「皮脂は髪を護る大切な成分」参照）。

育毛剤を強制的に浸透させる器具を使って深刻なハゲになる

主に高級フランス料理に利用されるフォアグラは、キャビア、トリュフと並んで世界三大珍味の一つといわれている。

美味しいフォアグラは、肝臓肥大という病に冒されてしまったガチョウやアヒルの肝臓であるが、自然界に生息するガチョウ、アヒル、そして農家などで家畜として飼われているガチョウやアヒルが肝臓肥大に侵されることはまずない。では、肝臓肥大という病気のガチョウやアヒルはどうして存在するのか？

大辞林（三省堂）に、フォアグラは「肥育したガチョウの肥大した肝臓」と簡単に紹介されている。その育て方は、まず、ガチョウやアヒルの卵をかえして3か月ぐらいまで普通に飼育する。次に、運動ができないような狭い檻に入れ、口からチューブを差し込み、食欲などおかまいなしに餌のとうもろこしを強制的に食道へ流し込む。するとガチョウやアヒルは際限なく太り出し、それに伴って肝臓も徐々に肥大する。やがて自力で動けないほど肥大したガチョウやアヒルの肝臓を、頃合い（病死寸前の状態）を見計らって取り出したのが、フォアグラなのである。この強制餌付けをガヴァージュという。フォアグラは、ガチョウやアヒルが「もう食べられない」という本能的な拒絶を全く無視して、餌を無理やり与え続けた結果、通常の5～6倍、ときには10倍くらいにも大きくさせた肝臓なのである。

当社では、頭皮がブヨブヨになってしまった方たちの相談を受けることがある。お話を伺ってみると、皆さん一様に、育毛サロンや通信販売などで、「育毛剤を強制的に浸透させる」ための電気器具を購入されて、熱心に使用されている。

脱毛不安を自覚し、育毛サロンを訪れたところ、スコープを使用した頭皮診断をされた。大写しにされた頭皮の映像には、シャンプーをしたばかりなのに、皮脂が確認され、至るところに細い毛が見られた（注：細い毛は生え出て間もない新毛であり、健康な状態の頭皮にも当然見られる）。

するとその映像を見せたスタッフから、「このまま放置すると近い将来ハゲになる」と不安感をあおられる。

そこで髪と頭皮についての正しい知識を持たなかった相談者は、勧められるまま、「細くなった毛を太くするために、育毛効果の高い育毛剤を購入して、有効成分を効果的に浸透させる」というケアを続けたところ、頭皮は柔らかくなったが、脱毛症がひどくなったという。

先に紹介したワンパターンの進行と酷似しているが、これまでと違って、皮膚のバリアー機能を破り、頭皮下に強制的に不純物を入れ込んでしまった相談者の脱毛症は、一段と深刻な状態になってしまっていたのである。

体の拒否機能を無視してまで育毛剤を強制的に浸透させる育毛剤浸透器具を使用すると、結果として深刻な脱毛症になってしまう。

頭皮に薬草や果汁などを塗ってはいけない

世の中には、「○○が育毛によい」とされる風説が非常に多い。

しかもそれらの根拠のない情報に惑わされて見当違いな方法を実行されている方が実に多い。私が聞き知っているだけでも、

「唐辛子、マスタード、胡椒などの刺激物を塗りつけて、頭皮の血行を促すとよい」

「髪によいミネラルを多量に含む天然の粗塩で頭皮をこするとよい」

「昔から髪によいといわれるワカメを潰して塗るとよい」

「アワやキビなどの穀物エキスや、茸類のエキスを塗るとよい」

「がんによいアガリクスやきな粉を頭皮に塗るとよい」

「赤外線を当てたり、氷で冷やすと血流がよくなるので育毛によい」

「酢やエタノールを塗ると、その殺菌効果が育毛によい」

などなど、事実に反する情報がまことしやかに流布されているが、このように頭

皮を汚すだけのものを塗りつけてみても、育毛効果があらわれるはずもない。それればかりか、毛母細胞の呼吸困難を招いて、かえって回復困難な脱毛症を招いてしまうのは明白である。

また、ヨモギ、ドクダミ、センブリ、スギナ、ユーカリ、カミツレ、クレソン、ローズマリーなどのハーブや薬草を潰して、その汁を直接頭皮に塗布した場合も同様の結果があらわれる。

その他にも「ミカン、キンカン、カリン、リンゴなどの果汁、あるいはアロエなどを頭皮に塗りつけると育毛によい」という情報があるが、これもとんでもない情報である。これらはジュースであって育毛剤などではない。

髪の毛は、人体になくてはならない大切なもので、本来なら、人が生を終えるまで決してなくなるものではない。したがって根拠のない風説に惑わされることなく、頭皮をいつも清潔に保っていれば、いつまでも健康な状態でいられるのだから、わざわざ無駄な努力をしてまで脱毛症になる必要はない。

スキッとする育毛剤やトニックは危険

スキッとする爽快感は、頭皮の熱が瞬時に奪われるために起こる感覚で、多くの方がこの感覚を、育毛効果のように錯覚するようだ。

現実に多くのメーカーが、この温度差が血流を促進させるとうたっているが、血管に損傷があったりすれば、この刺激方法は無効であるばかりか、かえって脱毛症を促進させる結果を招く。

また、血管に問題がなくても、頭皮の温度が急激に低くなると、この温度差が脳に伝わらないように、皮下組織はフル稼働する。つまり、毛母細胞を含む皮下組織に多大な負担がかかるため、これを使い続けると、頭皮がだんだん厚くなるという現象をもたらす。スキッとする製品を使い続けても育毛効果が期待できないばかりか髪が細くなる確率が高くなるので、使わないほうがよい（62ページ「頭皮は脱毛や刺激に対抗して、その面を厚く、固くさせる」参照）。

スキッとする爽快感は危険信号

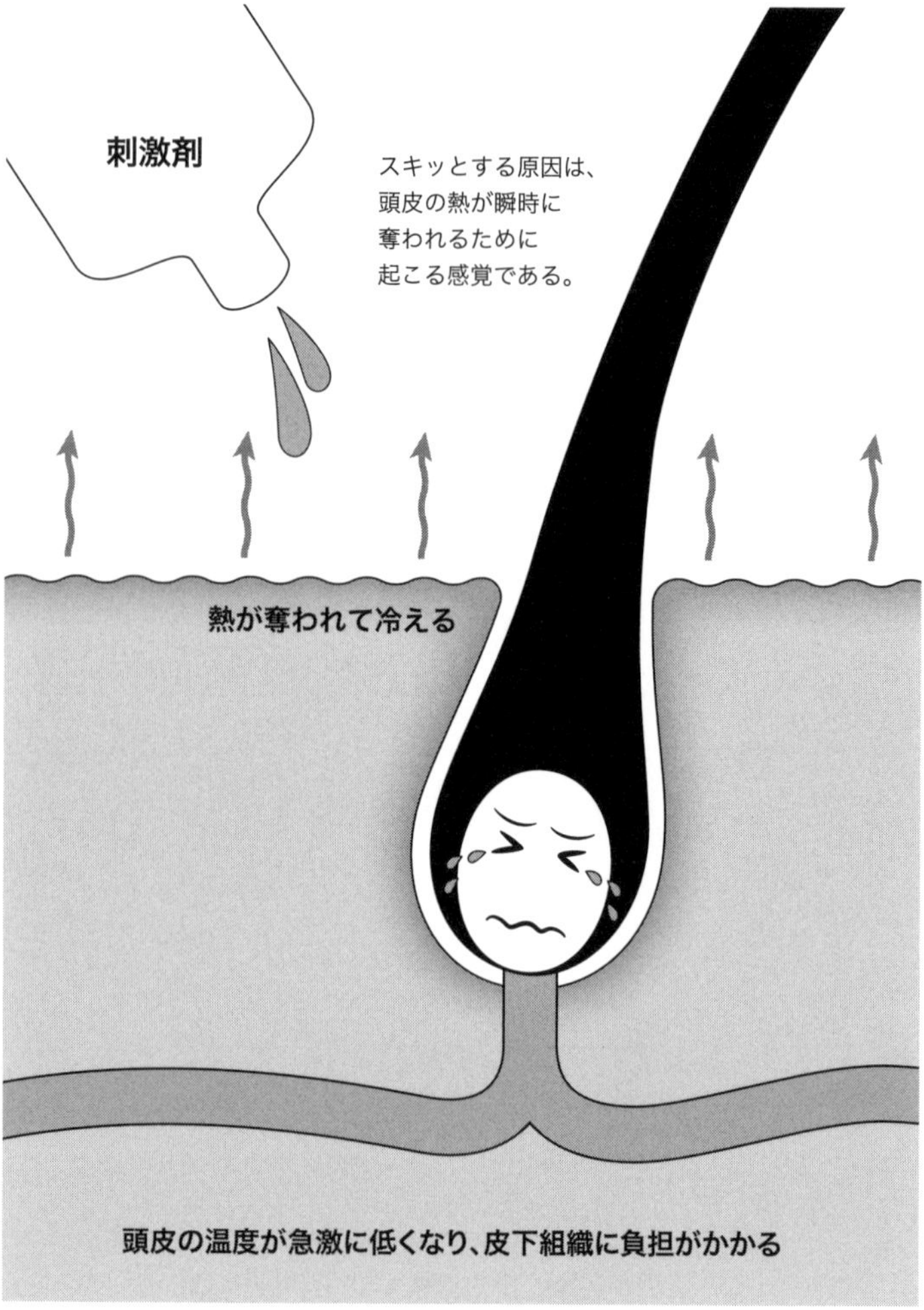
刺激剤
スキッとする原因は、
頭皮の熱が瞬時に
奪われるために
起こる感覚である。
熱が奪われて冷える
頭皮の温度が急激に低くなり、皮下組織に負担がかかる

頭皮には絶対に電気器具を使用してはいけない！

頭皮に高周波をはじめとする電気器具を使用すると育毛が期待できると考えている人がいるが、とんでもない間違いである。

市販されている器具も育毛サロンなどで使用する器具も、皮下組織に熱が発生する仕組みになっているので、当然熱の影響を受けるのは表皮ではなく皮下組織である。

当社サロンには、電気器具を使用した育毛サロンなどに熱心に通い詰めた結果、頭皮下がケロイド（ひどいやけどや、深い傷を負って皮膚が変質した状態）状に変化してしまった方が多数お見えになる。

私が皮下ケロイドと呼んでいるこの状態は、電気器具を使用することによって、軽い低温やけどを引き起こした結果なのではないかと判断している。

この場合のケロイドは、頭皮表面にはあらわれないで、皮下で発生するので、ほとんどの方が、それほど深刻な状態になってしまっているという自覚がない。

しかし、このまま放置すれば現状維持も難しいと思われる方も多く、私は、その方たちに実情を説明するのに、いつも大いに苦慮してしまう。

人体の仕組みに照らして考えると、脱毛症は一時的な現象であり、髪の毛は必ず蘇生する仕組みになっている。しかし、本来なら人が生きている限り生え続けるはずの髪の毛も、ケロイド状になった箇所には毛穴が再生できないので、生え出ることができない。

この状態からの育毛が、いったいどのくらいの時間を要するのか私には計れない。

10年以上はかかるのではないかという方も多く、実際育毛完了、本来の毛量を取り戻すまでに12年の時間を要した方もいた。

その一方で、完全回復に至るのは難しいと思われる方もいる。

それでも、人体には自然治癒力が備わっているので、ゆっくりとだが皆さん髪を取り戻してくださるが、何も高額を支払ってまで、回復困難な脱毛症になることはない。
頭皮には絶対に電気器具を使用してはならないと私は考えている。

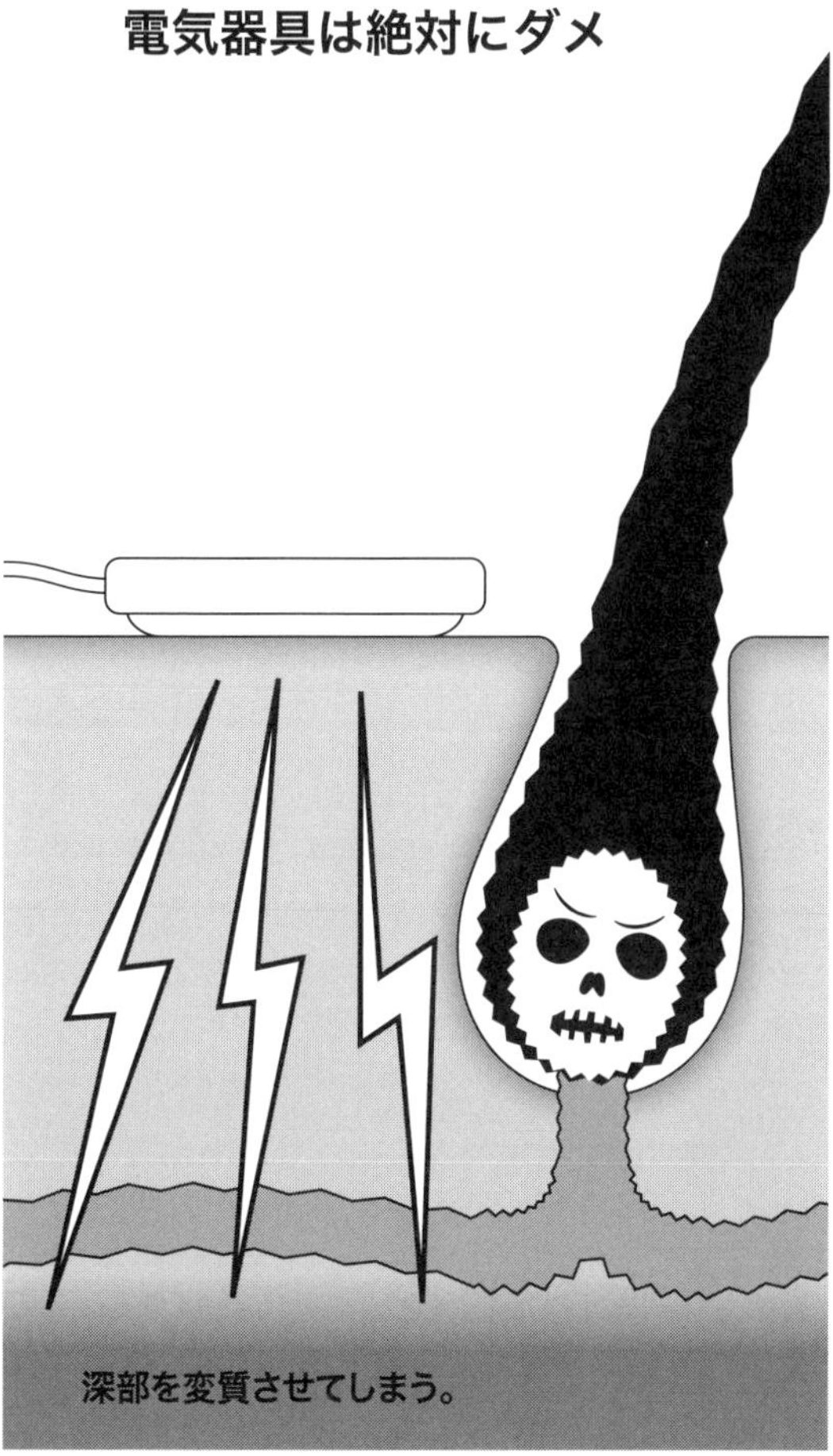
電気器具は絶対にダメ
深部を変質させてしまう。

第10章

スコープで見た世界からわかる髪のこと

本書の最後となるこの第10章では、「スコープで見た世界からわかる髪のこと」と題して、これまで述べてきた内容を踏まえ、私の考え方についてお伝えしていきたい。

皮脂は髪を護る大切な成分

この項は、皮脂の働きを見たままに描写した私の前著『育毛の真理』(KADOKAWA刊)から加筆修正することなく引用したものである。皮脂の役割を知っていただくには私の感動をそのまま表したこの文章が最も適切であると判断しての転載である。

いきなりで恐縮だが、左にあげた写真はすべて200倍スコープに映し出された私の頭皮の拡大写真で、様々な形で盛り上がっている白いかたまりは、分泌された直後の皮脂である。

200倍スコープ

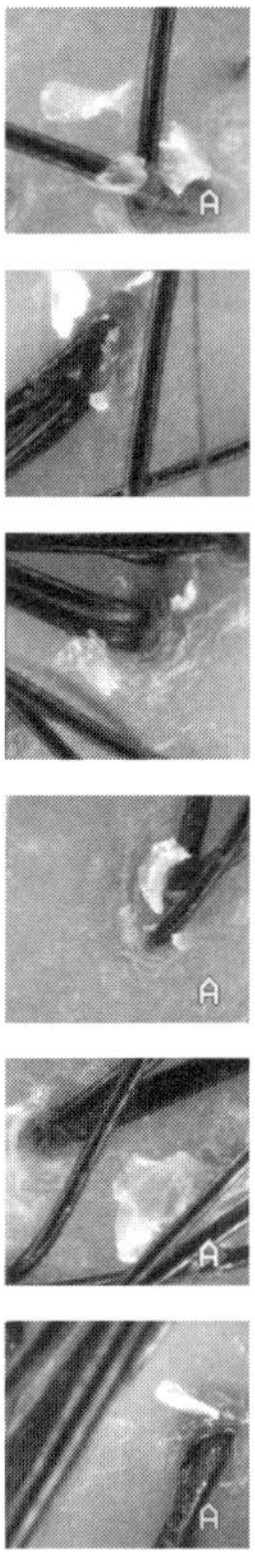

職業柄皮脂が分泌される瞬間を目にするチャンスが多々あるが、何度見ても、うれしくてわくわくする。

モリッと一度に出る場合もあれば、夏の入道雲のように、ムクムクと出る時もある。また、ジワーッと出る場合もあったりして、同じ私の頭皮に分泌される皮脂なのに、その多様性にはいつも驚かされる。

この真っ白なかたまりが、汗と混じり合って皮脂膜《ひしまく》（保護膜《ほごまく》とも呼ばれる）になる。

皮脂から少し離れたところににじみあがった汗が、ゆっくりと広がって、その汗が皮脂に届く。すると白い皮脂が一瞬で透明色に変化する。

　透明色に変化した皮脂がゆっくりと広がるように見えた次の瞬間、まるで生き物のようにピュッと髪に飛びつき、その髪を包むようにして毛先の方に広がってゆく。

　すると髪の表面が鏡のようなつややかな光沢を帯びる。皮脂が保護膜に変わった瞬間である。

　その瞬間を見る幸運に巡り合えた時の喜びと感動は、どのような言葉をもっても表現し尽くすことはできない。まさに筆舌に尽くし難いという思いである。

　この神秘的な動きが何度も繰り返されて、やがて髪の先まで皮脂膜がゆきわたる。髪が長いと、毛先まで皮脂が届くのに相当な時間を要する。毛先が傷みやすいのはこのためである。

　皮脂の出方もいろいろだが、皮脂膜が形成されて広がる様子もまた、さまざまである。

皮脂のいろんな出方

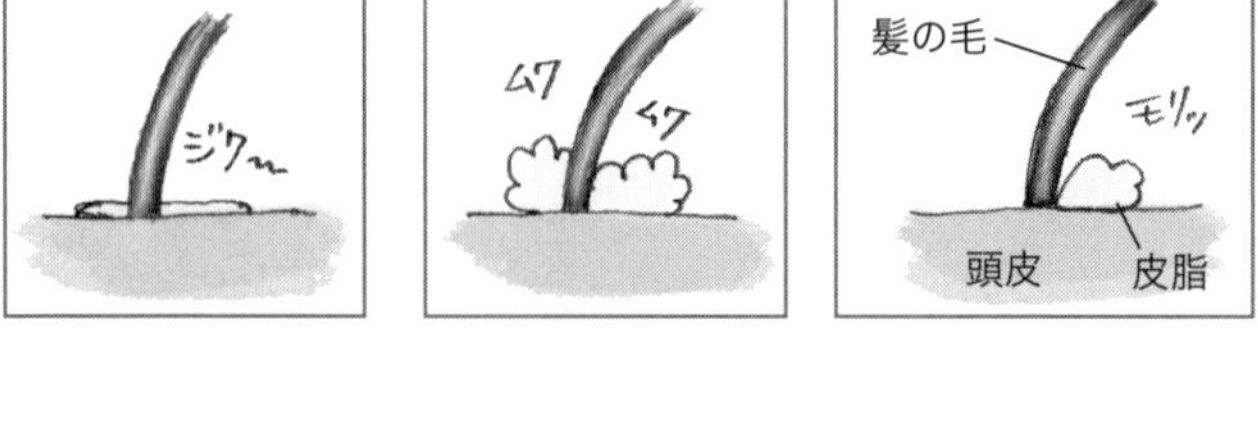

汗と混じり合った皮脂が、そのまま頭皮に広がる場合もある。
また、髪の根元から毛先にむかってゆっくりと滑るように広がることもある。

このように、悪玉と誤解されることの多い皮脂は、実は、汗と混じり合って私たちの髪と頭皮を乾燥や細菌の感染などから護ってくれる皮脂膜を形成する、なくてはならない大切な成分である。

私たちの皮膚は、乾燥にとても弱い。空気が乾燥すると肌が荒れるのは、表皮が傷むからである。また、頭皮が乾燥すると細かなフケが発生するのも、このためである。

この乾燥に弱い皮膚を護っているのも、皮脂によってつくられる、皮脂膜である。

皮脂膜はその役割から保護膜とも呼ばれる。

皮脂は頭皮を含む、私たちの全身から分泌されて保護膜を形成しているのである。

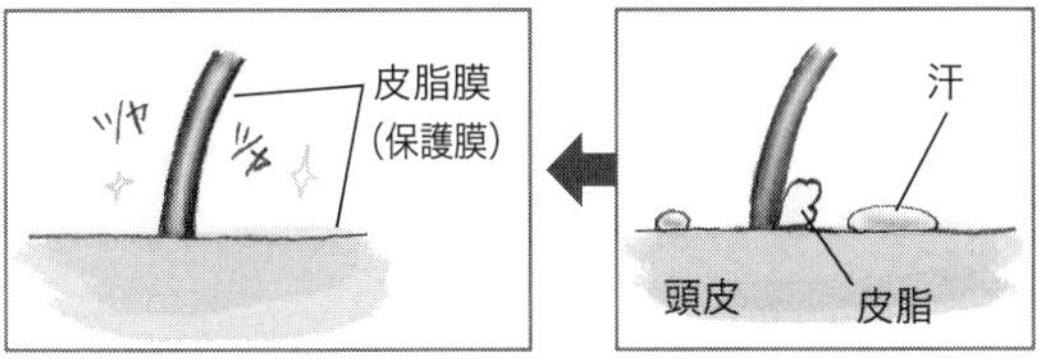

皮脂と汗が混じると皮脂膜になる

どんなに乾燥した空気の中にあっても、私たちの身体から水分が蒸発してしまわないのは、この、保護膜のおかげなのである。

保護膜の上には、常在菌と呼ばれる菌が生息していて、皮膚についた雑菌を退治して、私たちの身体を病から護っている。

ところが、この常在菌も、乾燥に弱い。この常在菌を乾燥から護っているのもまた、皮脂でつくられる、保護膜なのである。

余談になるが、皮脂でつくられる保護膜は、美容界では天然の乳液ともいわれている。

私たちが使用している化粧品は、この保護膜に似せてつくられている。化粧品の究極の目標は、実は、皮脂でつくられた保護膜なのである。

このように皮脂は、私たちの体を乾燥や雑菌などから護っている大切な成分であって、決して育毛を妨げる成分ではない。

また巷《ちまた》では、皮脂のかたまりが、育毛剤などの有効成分の浸透を妨げるという風説があるが、決してそのようなことはない。

まるで毛穴をふさいでいるように見える、分泌された直後の皮脂のかたまりは、水でも簡単に洗い落とせる、きわめて柔らかなもので、しばらくすると、汗と混じりあって皮脂膜に変わる。

また、皮脂は、人体に必要な成分が皮膚から入り込むのを妨げることはない。たとえば、湯治《とうじ》といわれる行為は、病や傷などの治癒を目的に、温泉水に含まれる有効成分を、体内に浸透させるために湯につかる行為だが、全身の皮脂を洗い落とさないまま温泉につかる。

それでも温泉の有効成分が、皮膚を通して吸収される。

このことからも、皮脂が育毛剤の有効成分の浸透を妨げるものではないという事実をお分かりいただけると思う。

後に詳しく述べるが、皮脂を根こそぎ取ろうと、洗浄力の強いシャンプーを使用したり、頭皮を長時間洗うなどの行為は、頭皮に様々なトラブルを引き起こし、かえって脱毛を促進させる結果となるので絶対にしてはいけない。

以上である。髪にとって皮脂がいかに大切な成分かということ、そして皮脂の働きについてご理解いただけたら幸いである。

毛穴と毛母細胞は無限

「毛穴がないと髪が生えない」という風説があるが、とんでもない間違いで、頭皮がすこやかであれば毛穴は必要に応じてつくられるようになっている。

強い陽ざしで肌を焼いても死滅した表皮に代わる皮膚が生まれるように、毛穴も毛母細胞も必要に応じて生まれ、人が生きている限り髪の毛をつくり続ける。

現実に私は、ステロイドなどの残留成分の影響で、まるで手のひらのようになってしまっていた相談者の頭皮に新毛が生え出る瞬間を何度も目撃している。

初めて目撃したのは、今から18年ほど前のことで、まるで手のひらのようだった頭皮が、「ルチアさんのヘアケア法で、徐々に改善された」と嬉しい申告をしてくだささった方の頭皮チェックをした時だった。

肉眼では全く見えなかったのに、200倍スコープで頭皮を観察してみると、まるで鉛筆の芯が埋まっているような黒い点が無数に確認された。

何だろうと不審に思っていたところ、その黒い点からいきなりビヨーンといった感じで新毛が飛び出したのである。

ハゲは必ず治るという私自身の理論に前よりも増して自信を得た瞬間で、その時の感動は今も忘れることができない。

ちなみに、頭皮が健全な方の場合、新毛はつくしが土の中から顔を出すように、にょきっという感じで頭を出す。その新毛は透明で、その後色素細胞の働きで色が加わるのだが、頭皮に問題のある方の場合は頭を出し切れなかった新毛が腰を折るようにUターンした形になり、頭皮に埋まった状態で色が加わるので、ビヨーンと顔を出す新毛はすでに黒くなっている。実に面白い現象である。

話は変わるが私がエステティックを始めた頃、エステティック業界で流行った美容法のひとつにピーリングと呼ばれる角質取りがあった。ピーリング剤を用いておよそ14層ある角質を取り除く美容法で、角質が失われた肌はまるで赤ちゃんの肌のようになるというので、大変な人気であった。

しかし、本来なら毎日1層ずつ取れるはずの角質を一度に14層すべてを取り除くこのピーリングを頻繁に行うと逆にシミや小皺などに代表される深刻な肌トラブルが引き起こる。表皮細胞群に計り知れない負担がかかるからである。

それでも表皮の角質層は必ず再生する。

なぜなら第3章で詳しく紹介しているように、人体のバリアーシステムを担う皮膚細胞が、どんなに人為的に角質を取り除いても角質をつくり続けるからである。そして皮膚細胞が尽きることは絶対にない。

同様に、皮膚の変型である髪の毛も人体のバリアーシステムを担っているのだから、髪の毛をつくりだす毛母細胞が尽きることは絶対にない。

髪の毛には体内の老廃物を体外へ運び出す役割があるので、たとえ頭皮の状態に問題があっても、皮下で毛母細胞が髪の毛をつくり続ける。

その髪の毛が頭皮面に顔を出せる状態になれば髪が生え出るのが当然なことである。

ハゲは決して遺伝ではないし、人が生きている限り、毛母細胞がなくなる心配はない。したがってハゲは必ず治ると言いきれる。そして実際にハゲ治しは簡単なのである。

あとがきにかえて ― 母のこと

私の母は霊能者でした。

私が母を霊能者として認識したのは、かなり大きくなってからだったと思います。

母の子として生まれ育った私には、母は単に母だったからです。

兄弟の中で最も体が小さく、しかも病気がちで幼稚園にも通わず学校も休みがちだった私は他の兄弟たちよりも母と過ごす時間が多かったのです。

そのため、朝に母から、「今日は午前中に◯人、午後から◯人のお客さんがある」と教えられ、「今度のお客さんはコーヒー牛乳が好きだから、◇◇さん（自宅から一軒置いた隣の駄菓子屋さん）に行って買ってきなさい」と言いつけられたりするのが当たり前でした。

その頃の我が家は貧しく、今ではどの家庭にも備わっている冷蔵庫がありませんでした。

だから、暑い夏の日には来客の直前に飲み物を買いにいかなければならなかったのです。


ある日のこと、母から「□□のバス停のところにスイカを持ってハンカチで首を押さえながら困っているきれいな人がいる。その人はうちのお客さんだから行ってあげなさい」と言いつけられて自宅近くから2つ先のバスの停留所までその人を迎えに行きました。

私が、「おばさん、うちはこっちだよ」というと、その女性はびっくりした様子で、

「あなたはだれ？」

というので、母の名を告げると、

「どうして私がここにいるとわかったの？」

と当時の私には理解できないことを言いました。

母が来客のいでたちや様子を具体的に知っているのが当たり前のことだったか

ら、私はその女性を「おかしなことを言う人だなー」と思いつつ家に案内しました。

今ならわかります。その女性がなぜあんなに驚いたのかが。

その女性は母の評判を伝え聞き、事前連絡なしでその日初めて我が家を訪ねてきた人だったのです。

当時は電話のある家は珍しく、貧しかった我が家には当たり前のことですが、電話がありませんでした。だから、普通に考えて母がその女性の来訪を知る手段がなかったのです。ましてや、「□□のバス停のところにスイカを持ってハンカチで首を押さえながら困っているきれいな人がいる」ということを具体的に知る術などあるはずがなかったのです。

それほど高い霊能力を持った母でしたが、長い間、相談者から一切の謝礼を受け取りませんでした。

娘の私が言うのは憚《はばか》られますが、母は清らかな女性でした。

いつも口癖のように、「生き物だけではなく、木にも、草にも、岩にも、どんなものにも魂がある」と教え、私の目には花々や動物たちとも会話しているように見えました。

また、ある時こんなことがありました。母と散歩をしていた時のことです。近くの工場のレンガ塀から道に大きくせり出した木を指さして、

「覚えておきなさい。あれが緑の大きな葉の木だよ」と教えられました。

その数日後の日曜日、母が私に、

「この前、緑の大きな葉の木が、『私は食べられるから食べてください』と言っていたから、行って葉を取ってきなさい。だれも食べないから木がかわいそうだから、塀の外に出ている葉を取ってきなさい」

と言いました。

私は、急いで工場に行くと、日曜日で門が閉められたレンガ塀によじ登って、かわいそうな木のためにできる限りの葉を摘み取り家に持ち帰りました。

そして母の言いつけ通り、隣の家のおばさんに、

「お母さんが緑の大きな葉を料理している」

と告げました。

その頃母の手料理は近所の人たちにとても人気がありました。たちまち「どれどれ」とお菓子などを持参した人たちが母の手料理を食べにきました。

その人たちはみんな、生真面目な父の給金だけで8人の子を育てていたつましい母に好意を持っていてくれて、なにか口実をつくっては食品を差し入れてくれる人たちでした。

緑の大きな葉は本当に美味しかったので、あっという間になくなりました。

母はほとんどの人が食べないスギナなどの野草類でさえごちそうに変えてしまうほど、山野菜を料理する名人でしたが、今思うと母の珍しい料理は、私たち子どものおやつを調達するための生活の知恵だったのでしょう。


その木が伐採されたあとでわかったことですが、「緑の大きな葉の木」というのは、その木の名を知らなかった母が見たままの印象を言い表したもので、その木の名称ではありませんでした。でも、貧しさを工夫で凌《しの》いでいた母に向かってその木が、「私は食べられる」とささやいたのは本当のことだったと思います。

また、母は困っている人を見過ごすことができない人でした。

私が小学校低学年生だった頃のある日、開け放してあった玄関から入ってきた私と同年代の女の子が恥ずかしそうに、

「おばさん、お米を貸してください」

と言いました。我が家には戸締りの習慣がなかったのです。

母は一瞬困ったように前掛けをくしゃくしゃと触りました。

すると女の子は「ごめんなさい」と言って踵を返しました。

母はほとんど反射的に「待ちなさい」と彼女の肩を引き寄せると、急いで米櫃からいくばくかのお米を取り出すと「これは返さなくてもいいからね」と持たせて帰しました。

女の子は何度も何度もお礼をいうと、母から渡されたお米を本当に嬉しそうに抱いて走り去りました。

女の子の姿が見えなくなると、母は私に向かって、

「○○さんの家に行ってお米を借りてきなさい」

と言いました。

小さい女の子に持たせたお米は米櫃にわずかに残っていた最後のお米だったのです。

目の前で困っている人に手をさしのべないではいられない。母はそういう女性でした。

こんなこともありました。

私は猫が苦手だったのに、黒い捨て猫を見かけた母が、「あの猫は一週間ぐらいしか生きられないから」と全身を逆立てて母を威嚇していた猫を苦もなく手なずけると、毎日の食生活にも困っていた我が家に連れ帰り、「せっかく生まれてきた

のだから」と傷だらけの猫の体を優しくなでながら、牛乳を飲ませ、食べ物を与えました。

6日くらい経つと、その猫がいなくなりました。母は「死ぬところを見せないように出て行った」と言い、その翌日、私を連れて近くの空き地に行き、そこで死んでいた猫の死骸を見つけると、「死に姿を見せないのがこの猫のお礼だったんだよ」と言い、泣いている私に「生きている人間は死んだ相手に何もしてあげられないよ。埋めてやることしかできない。それが死ぬということだよ」

と言って枯れ枝を拾ってそばの土を掘って丁寧に埋葬しました。

埋葬を終えると母は強いまなざしで私をじっと見て言いました。

「今生きている人もいつか必ず死ぬよ。お母さんも、お父さんもあなたたち兄弟もみんな死ぬの。病気だったり、事故だったり、殺されたり、理由はいろいろでも、死なない人はいないの。だけど、どんな形で死んでも、生きている人は死んだ人に何もしてあげられないのだから、あなたは死んだらこの世に想いを残してはダメ。生きている人に自分の気持ちを伝えようとしては絶対にダメだからね。生きている人には死んだ人の声は聞こえないし、もし聞こえても何もしてあげられないのだからね」

と強く戒められました。

私がまだ、母を霊能者と認識する前の出来事です。

母が言うには、母の霊能力は父と結婚した後に備わったといいます。

詳しい内容はあえて記しませんが、「井戸のところで水神様（母は「みずがみ様」と呼びました）があらわれて」霊能力を授かったそうです。私が生まれる8年以上も前くらいだったと言いました。

私は、望んでもいない霊能力を得てしまった母が本当にかわいそうだったと思います。

確かに霊能力に助けられたこともあったでしょうが、それを知ったところで回避してやることもできない、人の死期がわかってしまう残酷さや、どうしてやることもできないのに、縁もゆかりもない死者の訴えが絶え間なく聞こえるのです。

その母は、長い間霊能力に対して相談者が差し出すお礼を頑なに辞退していましたが、私たち子どもの成長に伴う学費などに困窮してやむをえず受け取るようになりました。

すると、我が家にはまるで堰《せき》を切ったようにたくさんの相談者が訪れるようになり、それまで霊能を示唆するような仏像も祭壇もなかった我が家に相談者によって観音像が持ち込まれ、嫌がる母を強引に説得する形で祭壇が設えられると、人々が母に向かって手を合わせるようになりました。

それを嫌った母が頃合いを見計らって祭壇を取り除くと、別な相談者たちの手で新たに祭壇が設えられる。しばらくすると母の手でまた祭壇が取り除かれる、といったイタチごっこが繰り返されました。

そしてその頃から母は体調不良を訴えるようになりました。

母の体調不良と霊能の因果関係は不明ですが、母が霊能力を持て余していたのは明らかでした。

「神様に頼ってはいけない」というのが、母が私たちに最期に遺した言葉です。

私がこの「あとがきにかえて」で本編とは関係のない母のことを書こうと決意したのは、生涯霊能力に苦しめられていた母の、「できることなら本にして世間の人に知ってもらいたい」という願いを一人でも多くの方に知っていただきたかったからです。

「この世に生きるすべての人が、死そのものをきちんと受け入れて、まっすぐあの世に行けば、人々が霊能力者を必要としなくなる。生きている者は死んだ相手に何もしてあげられないのだから、死んだらこの世に遺された者に自分の想いや願いを伝えることを諦めてほしい。今生きている人がこの事実としっかり向き合い、子どもたちにもこのことをきちんと伝えてやってほしい」

と、母は痛切に願っていました。

私も同じように考えます。

人は必ず死にます。だから、命が尽きたら絶対にこの世にかかわってはいけないと子どもたちに強く、強く教えなければならないと考えます。

本書によって皆様のお悩みが少しでも解消されますことを願って止みません。

２０１９年12月

株式会社ルチア　代表取締役　東田雪子

間違《まちが》いなく育毛《いくもう》がかなう本《ほん》

2020年1月20日　初版第1刷
2020年9月11日　　　第5刷

著　者 ―――――――― 東田雪子《ひがしだゆきこ》
発行者 ―――――――― 坂本桂一
発行所 ―――――――― 現代書林
〒162-0053　東京都新宿区原町3-61　桂ビル
TEL／代表　03（3205）8384
振替00140-7-42905
http://www.gendaishorin.co.jp/
カバーデザイン――――― 鈴木知哉（nonburu）
本文イラスト・DTP ―― 東田充代・木口奈美
本文イラスト ――――― 株式会社ウエイド

印刷・製本　(株)シナノパブリッシングプレス
乱丁・落丁本はお取り替えいたします。
定価はカバーに
表示してあります。

ISBN978-4-7745-1829-9 C0047